医師を疲弊させない!

精神医療革命

精神科医
小椋 哲
OGURA SATORU

幻冬舎 MC

医師を疲弊させない！　精神医療革命

はじめに

精神疾患に苦しむ患者は増加の一途をたどるなか、臨床の現場では多くの精神科医が〝5分診療〟を余儀なくされています。

例えば、うつ病の場合、発症に至るまでの経緯を詳しくヒアリングして原因を特定し、改善していくことが重要ですが、残念ながら多くの臨床現場では数分程度聞き取りをして抗うつ薬を処方する診察にとどまっています。うつ病には必ずしも薬物治療が有効ではないケースも多くあるため、こうした薬を出すだけの治療では患者の苦しみを軽減したり、症状を改善させることができません。

自身の状況に応じたきめ細かい援助を必要とする精神科ユーザーに〝5分診療〟しか提供できていない背景には、精神医療界の構造的な問題があります。精神科医の多くは薬物治療の研修しか受けておらず、適切なヒアリングと現状分析、そして症状を改善させるための具体的な道筋を示せるだけのスキルをもっていません。このため、通り一遍のアドバイスと処方にならざるを得ないのです。

また、精神科医がカウンセリングの技術を磨き、診察に取り入れようとしても、そこには大きな壁があります。5分程度で診察を終わらせても、30分以上かけても、診療報酬はほとんど変わらないからです。こうした制度のもとでは、短時間の診察で回転率を上げるか、それを許容できない医師はボランティア同然の長時間診察で疲弊し、病院経営を圧迫する、という極端な選択に偏らざるを得ないのです。

医師が患者のために丁寧な診療を行えば病院経営は圧迫され、病院経営を優先すれば、〝5分診療〟で患者は置いてきぼりに。医師も目の前の患者に十分な援助ができず、これではやりがいを見いだすことができません。

こうした状況に、現場に立つ精神科医として強い危機感を抱いた私は、丁寧に患者に向き合いながらも、ボランティアにならない診療を模索するため、精神科クリニックと自由診療で行うカウンセリングオフィスを開院しました。ここで試行錯誤を重ねて編みだしたのが、健康保険の枠内での治療に、十分な診療時間を確保できる自由診療を自在に取り入れることで、患者が抱える問題を発見し、回復までの適切なアプローチを導く「瑞枝会モデル」です。患者の回転率を上げなくても収入が大きく減ることがないので、病院経営も安定するスキームです。

私自身、このモデルでの診療を実践した結果、患者から高い満足度を得られ、ボランティアのような診療で医師やスタッフが疲弊することもなければ、適切な治療ができないもどかしさを抱えることもなく、経営面の数字も改善しました。

そこで本書では、精神科医の対人援助スキルと患者の満足度を向上させながら、病院経営を安定させる瑞枝会モデルの中身を公開することにしました。現場の医師や臨床心理士などの医療従事者が精神疾患に苦しむ患者を適切にサポートするため、今日から学び実践できるノウハウをまとめています。

精神科に関わる医療従事者が疲弊することなく、質の高い医療を提供し続けることができる新しい精神医療――。

本書をきっかけに、志を同じくする一人でも多くの先生方が瑞枝会モデルを実践し、誇りと自信をもって日々の診療に向き合うことができれば、著者として望外の喜びです。

目次

第1章

医師が疲弊していては、患者は救えない。崩壊への道を突き進む精神医療の現場

第2章

患者、医師、病院経営の〝三方よし〟を実現する診療モデルとは

第3章

患者の信頼を得て、苦しみを癒す。精神科医として身につけておくべき対人援助スキル

第4章

地域との連携で
精神科ユーザーの自立を支援し、
誰もが輝く社会を目指す

第1章

医師が疲弊していては、患者は救えない。

崩壊への道を突き進む精神医療の現場

志ある医師は〝ボランティア診療〟に終始し、疲弊していく

大学病院など多くの患者が詰めかける病院では、30分に5人の予約を取っているのが一般的です。実際には全員きっちり5〜6分の診察を行うわけではなく、どうしても数分では終えられない患者には10分以上診察し、調子の良い患者やあまり時間をかけても成果が変わらないと考えられている患者は2〜3分で診察し、帳尻を合わせています。

保険診療の枠組みでは、精神医療の外来収益の中心は、通院精神療法が担います。

この場合の保険点数は、5分以上30分未満の診察は330点、30分以上時間をかける診察では400点と、70点しか変わりません。現在の精神医療が破綻している保険制度上の原因はここにあると言っても過言ではありません。

初診の場合、とても5分10分では最低限のヒアリングをできないため、どの病院でも30分程度は診察時間をかけ、割に合わないながらも、400点を確保します。

再診の場合は、1時間あたりで見ると、5分の診察を12人の患者で回せば3960点の保険点数を確保できるのに対し、30分の診察であれば1時間に2人しか診ることができな

いため、800点しか確保できないことになります。経営の観点からは、前者で運営するほうが高収益となることは、火を見るより明らかです。

つらい症状を抱える患者と真摯に向き合い、適切な対人援助を提供しようとする医師が、そうではない医師に比べて得られる診療報酬が約5分の1という事態は健全とはいえません。

効率良く数分で診察を終える〝稼ぎ担当〟医師が大勢いる一方で、親身になって時間をかけて患者の話をよく聞くため、回転が悪い〝ボランティア担当〟医師もいます。診察の早いタイプの医師が一定割合以上を占めていないことには経営が成り立たないため、診察に時間をかける医師に対して経営陣は「稼ぐように」というプレッシャーをかけざるを得ません。

また、診察の長いタイプの医師には、いわゆる〝面倒な患者〟や難治の患者ばかりが割り振られる傾向があります。〝ボランティア担当〟医師は、必死にそのような患者に寄り添う医療を実践しようとし、オーバーワークになってしまうのです。

加えて精神医療では、そのような精神科医の努力が必ずしも報われるとは限りません。うつ病や躁うつ病、統合失調症などの精神疾患の場合、症状が悪化し、自死を選択するという最悪の展開を迎えることも残念ながらあります。この場合、患者に寄り添い親身になる医師ほど、医師自身が燃え尽き症候群やうつ病などを発症するリスクが高まります。このように心身が疲弊して離職していく医師たちを私自身たくさん見てきました。実際、医師の自殺率は一般人の2倍で、科別では精神科医が上位にくるという統計データもあります。

結局、現状の保険診療の枠組みのなかでは、短時間の診察で回転率を上げるか、それを良しとしない医師はボランティア同然の診察で疲弊する、という極端な選択に偏らざるを得ないのです。

〝普通〟の精神科で行われている診療パターン

現在の精神医療の課題を正しくとらえるために、現実に多くの精神科クリニックで行われている診察・治療として次の患者の例を挙げます。
※実際の患者のケースを複数組み合わせた架空の例です。

41歳男性、会社員（仮名：Aさん）

主訴：朝起きられない、出勤できない

生活歴：有名大学卒業後、大手企業に新卒入社。半年前に課長に昇進したばかり。

妻、長男（7歳）、長女（5歳）との4人暮らし

Aさんは、コロナ禍の影響のなか、職場で前例のない対応を求められ、業務量が増加する日々が続きました。すると次第に、集中力や食欲、体重の低下、そして全身の倦怠感を覚えるようになりました。2カ月ほど、なんとかこの状態でやり過ごしてきましたが、ある日の朝、起きられなくなり、ついに出勤できなくなりました。

熱があるわけでも、どこかに痛みがあるわけでもないのですが、何かしようと思っても何もする気が起きません。朝は気分の落ち込みがひどくて起きられず、昼前にようやく起きても、外出はおろか入浴もおっくうで、結局、テレビをぼーっと見ているだけの毎日が続いていました。この状況にAさんの両親がうつ病を疑い、Aさんに受診をするよう強く促しました。

この経過を診察で聞いた医師はAさんをうつ病であると判断し、自宅療養を要する旨を

記載した診断書を発行しました。抗うつ薬を処方し、２週間後に再度受診に来るようＡさんに指示しました。「しばらくは朝起きるのがつらい日が続くかもしれませんが、なるべく生活リズムを維持するようにしてください。調子の良いときには適度な運動をするといいですよ」とアドバイスしました。

その後は、２週間に一度の間隔で診察を受けましたが、症状はなかなか改善しません。ただＡさんは、子どもの頃から好きだったテレビゲームをやっているときだけは、さまざまな不安を忘れることができ、いくぶん気分が軽くなるのです。とはいえ、大の大人が仕事を休んで療養中だというのに、ゲームばかりやっているのも気が引けるという状況でした。

Ａさんは薬の量や飲み続けることについて不安を感じていましたが、医師は処方している薬に副作用が出ていないかを中心に確認し、抗うつ薬を増量したり、別の薬を追加したりなどして、症状を改善させるための工夫をしました。診察はいつも、前回からの症状の変化や処方した薬の副作用の確認が中心で、所要時間は５〜６分です。

しかし、その後も抗うつ薬の効果はあまり見られません。両親から心理カウンセリングを受けるよう促されたＡさんは、医師に相談をしました。その相談を受けて、医師は、次回以降の診察前に院内の臨床心理士による50分間の心理カウンセリングの手配をしました。

担当になった臨床心理士は、Aさんの生活状況を改めてヒアリングしました。仕事が増えているなかで、うつ病のような病気で仕事を休んでいることへの負い目から「会社に申し訳ない、職場の人はどう思っているだろうか」などと考えだすと罪悪感から目が冴えてしまい眠れないことなど、多くのことを打ち明けてくれました。寝つきが良くなるような気がして、寝る前にアルコールを飲んでいることも分かりました。

臨床心理士は患者の話にじっくりと耳を傾け、その気持ちや苦しさに共感したうえで、「今は無理しなくていいんですよ」と優しくねぎらいました。仕事に行けない自分自身や、職場の人たちの反応に対するマイナス思考が強いことを心理的な課題と見立てた臨床心理士は、マイナス思考を改善するための認知行動療法とマインドフルネス瞑想を指導するなどの策を講じました。

しかし、依然として症状は改善する気配がありません……。

このように当院では、病状が一向に改善しないためセカンドオピニオンを求めて受診する患者が多く、その方たちの治療経過をつぶさに聞くと、このような典型的な状況が浮き彫りになってくるわけです。

精神医療の領域で、対人援助職である精神科医や臨床心理士などに求められているのは、患者の心身を蝕む〝ボトルネック〟を発見し、適切に介入することでその解消や軽減を図ることです。ボトルネックとはその名のとおり「瓶の首」という意味ですが、そこから転じて、「その不具合を解消することが最も効果的に状況全体の打開につながる、優先度の高い介入ポイント」を意味する用語として、主に工場の生産ラインや、ビジネスのプロジェクトマネジメントなどの成果向上を求める場面で用いられています。

先ほどのAさんの例では、薬の処方と生活指導で効果が見られなかったため、カウンセリングを行い、さまざまな心理療法を試みたにもかかわらず、症状は軽減しませんでした。この治療の流れにおける問題点は何か、言い換えるなら、見つけ出せないでいるボトルネックは何か、それを探るために、まずは医師の診療について検証する必要があります。

薬物治療でさえも十分にできていないという現実

精神科ユーザーが抱えるボトルネックのあり処は、実に多岐にわたります。なぜなら一人の人間には、脳機能の低下などの身体のレベル、不安にどの程度耐えられるかなどの感情のレベル、現実的な判断がどの程度できるかなどの認知のレベル、逆境でも自分をどの程度信じることができるかなどの信念のレベルなど、複数の層が重なり合っています。そのうえ、それぞれに遺伝的要素、これまでの生い立ち、現在の生活習慣や対人関係などが影響を与えているからです。対人援助者はさまざまな側面から患者を注意深く観察し、ボトルネックがどこにあるのかを把握するよう努めなければならないのです。

あり得るボトルネックの一つが脳機能の低下です。それを解消する方法の一つが、薬物治療です。

しかし、Aさんの例も含めて、医師にだけ可能で、だからこそ、せめてそれだけはしっかりやってほしいと誰もが期待するはずの薬物治療という援助が不十分なケースも見られます。

Aさんの担当医は毎回の診察でAさんに「調子はどうですか」としか確認していませんでした。これでは、Aさんが自覚する一番つらい症状、つまり朝の起床時のしんどさだけを評価していることになります。確かに、その症状は頑固で改善するのに時間がかかる場合があります。しかし、その裏で、Aさんの自覚は乏しいまま、食欲は徐々に改善しているかもしれません。それを担当医が問診して、仮に確認することができたなら、Aさんも、その担当医も、うつ病が徐々に改善していると気づくことができます。この瞬間、実は、Aさんの「なかなか治らない」という認知が「徐々に治ってきている部分がある」という認知に切り替わる、さりげない認知行動療法が実践されたことになるのです。

これはほんの一例ですが、薬物療法とは、単に「薬を処方するだけ」という介入ではありません。薬を内服した結果生じるさまざまな変化を題材に展開されるカウンセリングだといえます。ですから、「合わないのではないか」「減らしたほうがいいのではないか」「減らすのが怖い」などの、服薬に関連する患者の訴えをしっかり取り入れることも必要となります。そこから、ほかのボトルネックを探すヒントが得られる場合が多いからです。しかし、Aさんの担当医のような「薬を処方するだけ」という薬物療法「もどき」が主流となっていることが、精神医療の現実なのです。

こうした状況では、薬物療法という限られた対人援助さえも、完璧にできていると胸を張って言える医師は多くはないはずです。診断名が同じであればどの患者に対しても似たような治療になってしまうのは、薬物治療が診断名に紐付いた「薬を処方するだけ」のものになっているからなのです。

薬物治療だけでなく、患者への生活指導についても同様です。うつ病は、生活習慣を改善したり適度な運動をすることで症状の改善が期待できますが、だからといって、「生活リズムを整えましょう」「しっかり寝てくださいね」「適度な運動をしてくださいね」という一辺倒のアドバイスをするだけで終わってしまうのは、援助の本質を理解できていないと言わざるを得ません。なにしろ、起き上がることすら難しい状態の患者も多くいるなかで、運動が心身に良い影響があると分かっていても、「適度な運動をしましょう」と医師に言われただけで、そのとおりに実践できる人はほとんどいないのです。

精神科医は患者の日々の行動を変えていくために、患者が普段どんな生活をしているかを把握し、いつ何をすべきかをより具体的に指導する必要があります。

精神科医の対人援助スキルが乏しい

精神科医が適切な対人援助を提供できない原因は、さまざまあると考えられます。適切な対人援助ができなくても、医師にしかできない診断書と処方箋の発行という定型的なサービスを受けるだけである程度満足する患者が一定数いることがその一つです。

実際、精神科医が提供する医療にさほど期待はしておらず、会社を休むための診断書を出してくれればいいとか、睡眠薬を処方してくれるだけでいいといったニーズで来院する人もいます。また、適切な援助ができていなくても、こうした最低限の診察を繰り返している間に、時間が経つことで自然に治っていく患者がいるのも事実です。

さらに、精神科医として独り立ちする前に学ぶことの多くが、精神疾患に関する知識とそれに対応する選択薬の知識にとどまっていることも原因の一つと考えられます。

専門医になる前に、十分な対人援助の教育や研修を受けたという精神科医は、極めて少ないです。対人援助の基本的なツールとして評価されている認知行動療法ですら、それを実践できるスキルがなくても精神科専門医の資格は取得できてしまうという実情があります。

診断をつけて薬を出すことはほかの職種ではできない行為であるため、優先的に学ぶカリキュラムになっているのはある意味当然のことだといえます。ただ、それはあくまでも対人援助の一部分に過ぎません。まずは、「薬の処方だけ」というレベルから、薬物治療と呼べるレベルにまでスキルを向上させたうえで、その薬物療法も、特定のボトルネックの一つを解消させる手段に過ぎないと自覚することが大切です。

たとえ診断名は同じであったとしても、患者によって抱える問題やボトルネックは大きく異なります。苦痛の原因となっている患者固有の問題を発見し、それを分かりやすく患者本人に伝え、解消するための提案をし、患者自身の理解と行動を促すのが本来の対人援助なのです。

5分程度で診察終了を迫られる保険診療の限界

患者を疾患名でカテゴライズするだけの大雑把な診察で、そこに紐づいた大雑把なアドバイスと画一的な処方を提供するだけでは、十分な治療成果は望めません。よって医師として適切な対人援助をするためには、患者から必要な情報を聞き出すための十分な診察時間が必要です。

しかし、これには病院経営の面で、大きな壁が立ちはだかります。それは、冒頭でも説明した健康保険の保険点数算定基準の問題です。

ほとんどの病院では、最も多くの情報収集が必要な初診では、30分の枠を取っている一方で、再診では、5分程度しか割いていません。5分未満で診察を終わらせてしまうと55点の精神科継続外来支援・指導料しか得ることができません。5分以上であれば、330点を算定できる「通院精神療法（30分未満）」が請求できます。5分以上の診察であれば5分であっても29分かけても点数は変わらないので、5分で診察を終わらせて、回転率を上げるのが病院経営の面では最も効率的です。これが、多くの病院で再診が5分程度となってしまう理由なのです。

しかし、どんなに効率良く患者の話を聞いたとしても、5分の診察ではとても十分な対人援助はできません。

30分を超える診療をすれば、「通院精神療法（30分超）」に分類されるので、400点を算定できます。しかし、5分の診察と比較すると、点数は70点しか増えないのです。診察に6倍の時間をかけても、点数は2割程度しか増えないため、やはり5分で診察を終わらせて、なるべく多くの患者を診るほうが経営面では圧倒的に有利です。勤務医であれば、こうした回転率を重視した診察をするよう明確に経営側から指示を受けるケースは少ないかもしれませんが、現実としてはよほど患者が少ない病院でない限り、診察に時間をかけ過ぎないことが暗黙の了解となっているのです。

〝ボランティア診療〟しているのに、患者の不満は高まるジレンマ

本来は初診だけでなく、再診でも医師は日常生活の過ごし方や患者の心身の変化につい

て丁寧にヒアリングし、そのときに応じたアドバイスを提供していく必要があります。このため、患者に寄り添った診察を行う志ある医師は、保険点数は変わらないと分かっていたとしても30分近い診察を行っているケースも見られます。

診察に時間をかけることで、患者に必要な援助を提供できるのであれば、医師としてのやりがいは感じられるはずです。しかし、医師側のスキルが不十分であれば、かけた時間だけ対人援助の質が向上する保証はありません。例えば、必要な情報を聞きだすのに時間がかかってしまい、具体的な対策は次回に繰り越し、などとなれば、患者は不満を抱いたまま退室することになります。結果としてほかの患者を必要以上に長く待たせてしまったり、医師や病院スタッフの休憩時間がつぶれてしまったり、残業を強いられることになるなど、デメリットのほうが目立つようになってしまいます。

患者にとっても、担当医が丁寧に話を聞いてくれるのはありがたいと感じる反面、待合室で長時間待たされるのは、心身に問題を抱えて精神科を訪れる患者には耐えがたい苦痛です。

しかも、待たされる時間が長ければ長いほど、自分の診察は短く感じてしまうものです。このため、「ほかの人には丁寧に話を聞いているのに、私の診察はすぐに終わらせようとする」

といったクレームにつながりやすくなります。さらに、医師がその医学的な裁量によって、自分が必要だと感じるだけ時間を取ろうとすると、患者の状態によって診察時間に大きな差が生じてしまい、それが患者側の不信感や不公平感を助長してしまうのです。

要するに、志ある医師が患者の問題を解決するためにボランティア覚悟で丁寧な診察を行っていても、外来患者全体としての満足度が上がらない状況が多くならざるを得ないのです。ひいては、病院スタッフも残業とクレーム対応で不満が募り、その残業代で経営収支も悪化し、医師は疲弊するという負のサイクルが回り始めてしまいます。つまり、〝ボランティア診療〟では、現在の精神医療の問題は解決できないのです。

一人の臨床心理士がもつフレームは限られている

医師は割り切って診断と薬物療法に専念し、時間のかかる精神療法は医師よりも人件費が安い臨床心理士に任せてしまうという選択もあり、実際多くの病院でこうした役割分担が行われているのが実情です。

もちろん、臨床心理士が精神疾患を抱える患者の援助に加わることは、コスト面だけでなく、治療においても効果が期待できます。

前述したAさんの場合、臨床心理士による認知行動療法やマインドフルネス瞑想が取り入れられていました。

担当医は薬物療法というフレームでしか患者を把握しようとしませんでしたが、臨床心理士が認知行動療法とマインドフルネスという医師とは別のフレームを活用しています。

フレームとは、対人援助者がもつボトルネックの把握や解消のために、患者を診る視点を指す言葉として私がよく使っているキーワードです。本来は画面とか額縁という意味ですが、同じ対象であってもどこをどう切り取って見るかで見え方がまったく異なってくるように、精神医療でもどのようなアプローチで患者を観察するかによってボトルネックが見えることもあれば、まったく分からないこともあります。

フレームをたくさんもっている対人援助職ほど患者の問題を把握しやすくなりますが、Aさんの担当医はうつ病という診断とそれに紐づいた薬物療法というフレームしかもっていないため、患者のボトルネックが薬で解決できるものでない場合には、治療成果につながらないのです。

そこに別のフレームをもっている臨床心理士が加われば、医師が一人で向き合うよりはボトルネックを発見しやすくなります。

しかし臨床心理士は、専門家といえどもすべての精神疾患や精神療法に精通しているわけではありません。臨床心理士の多くは自分の専門分野を磨き上げることを重視しており、カバーする範囲を広げることに積極的な人は少数です。自分の専門分野で援助できる患者に対しては優れた対人援助スキルを発揮できますが、そうではない患者に対してはあまり機能しない場合が多いのです。

例えば、Aさんは、「寝つきが悪い」「寝つきを良くするためにアルコールを飲んでいる」と担当の臨床心理士に話しています。うつ病の症状が悪化する背景には、睡眠の問題が影響しているケースも多くあります。アルコールは明らかに睡眠の質を落とすので、これは真っ先に介入しなければならない習慣です。

Aさんの場合は、睡眠薬を処方して十分な睡眠を確保できるようになれば、今よりも症状が改善する可能性もあります。臨床心理士に薬の処方はできませんが、医師に患者の睡眠についての情報を提供して介入を促す必要があったのです。

医師と地域スタッフとの連携や役割分担の実態

ただ、臨床心理士によって得意分野が異なるのは、仕方のないことです。本来は精神科医がなるべく多くのフレームでその患者を観察し、どんな治療のアプローチが適しているかを判断する必要があります。それが特定のカウンセリング手法であるなら、それを得意とする臨床心理士を紹介することで、適切な対人援助ができる可能性は高まります。

しかし、精神科医の多くは精神療法に精通していないため、こうした役割を果たすことができていません。患者の症状に合っているかどうかは分からないけれど、とりあえずクリニックに在籍している、あるいは提携している臨床心理士につないでいるだけなのです。

医師と臨床心理士が連携し、それぞれが不足しているスキルを共有したうえで切磋琢磨する関係ができていればよいのですが、現実は患者の症状が改善しなかったり長期化したりしても、責任の所在はあいまいなまま、なれ合いになっている場合が多いと感じます。

医師との連携が求められるのは臨床心理士だけではありません。精神科ユーザーには、就労や復職などに向けてのデイケアなどのリハビリテーションも不可欠です。本書では、精神科ユーザーが利用する可能性のある、デイケア・訪問看護ステーション・薬局などの医療機関、就労移行支援事業所・作業所などの福祉施設、地域支援センターなどの行政機関を、地域に点在する利用可能な資源という意味で、地域リソースと総称しています。こうした地域リソースを利用する患者に対し、適切な援助を提供していくには、地域リソースの医師・看護師や精神保健福祉士などのスタッフ（以後、地域スタッフと呼称）に対し、医師が必要に応じて患者の情報を共有するなどのコミュニケーションを図ることが重要になります。しかし、こうした地域スタッフとのコミュニケーションを大切にしている医師は極めて少数派です。

というのも、医師は診察以外の時間も、書類の作成などに忙殺されていますが、その労力に対しては、文書料という診療報酬が用意されています。しかし、地域スタッフとのコミュニケーションに対しては原則として診療報酬が支払われません。唯一、初回の診療情報提供書の発行だけは診療報酬を算定できるので、多くの病院でも実施されていますが、ほとんどはそれで終わりです。

要するに、地域スタッフとのコミュニケーションに時間を割く診療報酬上のインセンティブが極めて乏しく、現に割いてはいないのです。

海外でも、日本と似た問題を抱える国は多い

海外では診察とカウンセリングが連携し、機能しているというイメージをもっている方も多いと思いますが、精神医療については日本の暗澹たる状況と大差がないようです。例えば、米国では時間をかけた心理療法はメディケイドという公的医療保険の給付対象から削除されてしまいました。その結果、精神科医は診察に十分な時間をかけられず、15分程度の診察時間で内服の調整と指示を担う「精神薬理学者」になっていると指摘されています。日本の5分診療に比べればいくらかマシだと思われますが、時間を要する心理カウンセリングは臨床心理士の仕事となっており、精神科医と臨床心理士の連携は不十分であると指摘されています（※1）。

1970年代から1980年代にかけて精神医療の改革が行われたインドネシアでは、この改革により精神病院が倍増し、それを中核とした近代的精神医療システムの構築が始まりました。しかし、1990年代からは国家予算が削減され、その機能は大幅に低下し

た状態が続いています。結果として、限られた富裕層は私的医療保険を使って先進国並みの精神医療を受けられても、精神疾患の罹患率が高い貧困層は公的医療保険が提供する不十分な入院治療に甘んじており、受けられる医療の格差が大きくなっています。貧困層が受けられる外来医療の水準は、さらに低いという状況にあります。

ただ、近年の目覚ましい経済発展を背景に、精神医療に分配される国家予算が再び増やされることも期待されます。しかし仮に、再度、精神医療改革に取り組む機会が生まれたとしても、公的保険制度の入念な設計と、精神医療に携わる対人援助職の対人援助スキルの向上に、十分、留意しなければ、日米と同じ状況を迎えてしまうことが懸念されます(※2)。

アジアの金融センターとして発展を遂げているシンガポールでは、2003年に入院治療中心だった精神医療を、地域医療へ切り替えていく改革が始まりました。精神医療における地域連携の重要性が認識されており、精神医療改革の段階としては、欧米や日本と概ね一致しているといえます。

しかし公的医療保険が保障できる範囲がかなり狭いため、患者の医療費の負担が大きいという問題があります。また、初診までに数週間から数カ月を要するなど、アクセスも不十分です。臨床心理士や看護師、ケースワーカーなどの地域スタッフが提供するサービスも用意されてはいますが、いずれも、経済力が伴わなければ利用しにくい料金設定がなされています。

一方、富裕層は積極的に自費診療を利用しており、インドネシアや米国と同様に公的医療保険が保障する精神医療との格差が拡大しています。精神疾患の罹患率は上昇傾向にあるため、公的医療保険による医療と自費診療との医療格差は、いずれ社会的な問題として浮上してくると考えられます（※3・4・5）。

日本の精神医療が抱える課題は、決して日本に固有のものではなく、諸外国が抱える課題と共通の部分が多いということがいえます。そして残念ながら、その解決策を諸外国も見いだし得ていないのです。

ラベルを貼るだけの医療に疑問を抱き、精神科医を志した

私自身、大規模な病院、小規模なクリニックで勤務医を経験し、医師一人の努力ではいかんともしがたい構造的な問題に直面してきました。

医学部卒業後、臨床研修に入る際に、すべての科を診療できることに魅力を感じて家庭

医療を志した私は、横須賀市にある地域医療支援病院で総合診療の初期研修プログラムを選びました。そのなかに、精神科の研修も含まれていました。

その研修で最初に担当となった患者は統合失調症に罹患した中年女性でした。古い病院だったこともあり、絵に描いたような鉄格子の保護室に入院していました。少しでも興奮すると病室をめちゃくちゃにしてしまう危険な患者という扱いを受けていて、その患者の担当医で私の指導医であった先生からは「この人はもう治らない。一生こんな調子だ」と説明を受けました。実際、カルテを見ても、「妄想が続く」と一言書いてあるだけで、ほかにはなんの情報もありません。

研修医として彼女の話を聞くと、確かに妄想はあるのですが、そうではないと思われる部分も多くありました。息子の思い出を話しながら涙を流す姿は生きた記憶と情動を保っており、妄想に冒されていないこころの動きが確かにあったのです。そのため、私は「彼女は統合失調症ではなく妄想性障害なのではないか」と偉そうにカルテに記入していました。

今、精神科医として振り返れば、彼女は確かに統合失調症だっただろうとは思うのですが、このときが初めて患者をカテゴライズするだけの医療に疑問をもった瞬間だったと思います。「統合失調症」「妄想が続く」というラベルを貼って、それ以上を見ようとしない。

彼女の内的な世界にはそんなラベルだけでは語れないことがたくさんあるのに、たった一言で片づけられてしまっていることに強い違和感を覚えました。

この一件で使命感に突き動かされたというほど大げさな話ではないのですが、目の前にベストとは思えない医療が存在したことから、これは取り組む意義があると思い、精神科医を目指すことになったのです。

診察中に待合室がどんどん混雑していくプレッシャー

精神科の後期研修で東大の精神科医局に入局し、3年間学んだあと、京都の病院に勤務することになりました。京都を選んだのは、東大時代にダンスムーブメント療法（ダンスセラピー）という心理療法に出会い、強い関心を寄せるようになったことがきっかけです。ダンスムーブメント療法は身体の動きを通して精神疾患の患者を治療するセラピーで、米国では普及していますが日本ではまだ提供できる人の少ない精神療法です。

実は私自身、少年時代に精神科ユーザーだった経験があります。学校になじむことができずに高校を中退し、29歳で医学部に入るまではバレエ教師をしていたという経歴をもっています。こうしたバックグラウンドもあって、ダンスで自身を解放しながら内面と向き合えるこのセラピーに大きな可能性を感じ、自分の患者にこのセラピーを必要とする人がいれば、提供できるようになりたいと思うようになりました。

ダンスムーブメント療法を行う臨床心理士の一人が京都を拠点にしていたことから、定期的に教えを請うために、自分自身も京都に拠点を移したいと考えたのです。診察室ではなく、スタジオで行うセッションでしたが、患者と身体感覚のレベルで向き合い、患者の反応にリアルタイムに応じるなど、現在の診療に活きる対人援助の一端をこの経験を通じて学ぶことができました。

移り住んだ京都では、精神科の専門病院で勤務することになりました。病棟もある大きな病院で、入院患者も外来も両方担当していました。病棟で入院している患者を担当し、その人が退院すると外来で担当するという形になるので、どうしても症状が重い人を中心に担当することになります。毎日たくさんの患者が訪れるなかで、ほかの先生方は5分程度の診察でどんどんさばいていくわけですが、私は当時から、患者が抱える問題を発見し適切に介入していく対人援助を意識していたので、どうしても診察は長くなってしまいます。なるべく短時間で、と意識はしていても、それでも20分近くになるケースが多くなりました。当然ながら、私が外来に入る日は待合室が混雑し、多くの患者を待たせることが常態化していました。私自身もプレッシャーを感じていましたし、スタッフからも「早く診察を終わらせてほしい」という雰囲気を感じ取っていました。

ただ、必ずしも私のようなタイプの医師がすべてにおいて嫌がられていたわけではありません。短時間の診察に不満をもっている患者や、じっくり話を聞いてほしいと考える患者の間からは評判がすこぶる良くなるわけです。しばらくすると、病状が複雑な患者や扱いの難しい患者は、優先して私の診察に回されるようになりました。

医療従事者は、患者から日常的に寄せられる苦情やクレームの数々に悩まされていますが、精神科であれば「あの先生は話を聞いてくれない」「この先生の一言で傷ついた」といった診療内容に関するクレームが多くなります。

もちろんこうした声には真摯に耳を傾けて改善につなげる必要があるのですが、それが延々と続いて、病院スタッフの本来の業務が長時間にわたって中断してしまうことは避けなければなりません。おそらく、「小椋はクレームの原因になりにくい診察をするようだ」

と思われたようで、いつのまにか症状の重い患者や対応が難しい患者ばかりを任されるようになったのです。

外来だけでなく病棟でも同様で、非常に治りにくいうつ病やトラウマなどを抱え、薬物療法だけでは改善しない難治患者が多く入院するストレスケア病棟を任されることになりました。

入院患者の回診というと、挨拶に毛が生えた程度で終わるケースもあるでしょうが、こうした患者の回診はその程度で終えられるはずもなく、一人ひとり注意深く症状の変化を聞き取り、丁寧な対応が求められます。

私はこうした姿勢を対人援助職としては当然だと信じ、その信条に従った診療を行い、実際にそれで多くの患者が快方に向かっていくのを見るのは大きなやりがいではありました。

しかしその一方で、ほかの先生方が短時間でさっさと仕事を終わらせているのを見るのは、あまり気分の良いものではありません。しかも、経営側からの私の評価は、こうした先生方と比べて悪いわけではないですが、良くもないのです。

この病院を拠点としながら、週に1度、その病院の系列の精神科クリニックの外来も担当しました。病棟がある大きな病院と異なり、このクリニックでは近隣のエリアで働いている、不眠や軽いうつ症状を訴える患者が中心でした。

症状が軽いからといって、短時間の画一的な診察で症状が改善するわけではないので、軽重にかかわらず、慎重にボトルネックを探していく必要があります。しかし、病棟という安定した収益源をもつ病院とは異なり、街中のクリニックは多くの患者を回転させることでしか収益が上がりません。

どんどん混雑していく待合室の様子に焦りを募らせながらも、限られた時間でなんとかあるべき対人援助を提供しようと努めていました。そうすると、「あのクリニックの小椋という医者はしっかり話を聞いてくれる」といった口コミが出てきていたようで、ますます私の時間は混み合い、病状の重い患者の割合も増えてきました。

時間内でなんとかできる患者もいれば、「もっと診察に時間をかけられれば、良くなるはずなのに」と歯がゆさを感じる患者もいます。不完全燃焼のまま、「続きは次回にしましょう」と終わらせることが多くなりました。そうやって懸命に診察の効率化を心掛けてもなお、最後の患者が帰るのは20時半を回ってしまいます。自分が必要だと考える診療の質を確保しながら、数をこなすことを求められる日々に、ほとほと疲れ切っていました。

カウンセリングオフィス開設という実験をスタート

もともと、将来的には開業して自分のクリニックをもちたいと考えてはいましたが、なんの工夫もしないまま、既存の診療モデルで開業することは自殺行為だとも自覚していました。だから、その前にある実験にチャレンジすることを思い立ったのです。小さな事務所を借りて、健康保険を使わない自費診療で、希望する患者を診るという取り組みです。

私が担当している患者のなかでも特に、「もっと長い診察時間を確保できれば、効果が高い援助ができる」と考えられる人に声を掛け、健康保険が効かないカウンセリング料を支払っても診察を受けたいと希望した人を対象にカウンセリングオフィスをオープンしたのです。

診療時間は、勤務先の病院で土曜午前の診察が終わったあとの、土曜の午後だけです。カウンセリングにかける時間は1回50分としました。あくまでトライアルの段階であり、十分な診療ができないストレスをなんとかしたいという思いのほうが強かったので、家賃などの固定費をカバーできれば良しとして金額を設定しました。医師によるカウンセリングとしては破格の料金だったこともあり、1日5人の枠はあっという間に埋まりました。

カウンセリングオフィスの利用を提案するのは、治療上、時間をかけたカウンセリングが必要で、かつその効果が高いと期待される患者です。具体的には、現在のことであっても過去のことであっても、自分自身に起きたことを言葉にまとめていく作業に、一定の時間を要するケースです。すなわち、患者の自己像（当院の診療モデルでは「アバター（分身）」と呼ぶ。以後、アバター）をともに作りこんでいく作業に時間を要するケースであるともいえます。

この作業を過去の自分に行う場合、トラウマのケアとなる場合が多いです。恐怖や怒り、情けなさなど、ネガティブで強烈な感情を引き起こした体験について、カウンセラーがその苦痛を一部引き受けつつサポートするなかで、言葉に紡いでいくわけです。過去の出来事に対して心に抱えている複雑な感情の塊が、現在の自分が抱える問題に影響しているということに、患者自身がまったく気づいていないことも多くあります。

患者の内面で何が起きているのかということを患者自身が理解できるように示すことは、治療として非常に高い効果があります。しかし、患者のアバターをともに生成し、患者に分かるように説明するにはある程度まとまった時間が必要なのです。

30年前のトラウマを自らの行動で整理できた患者

手探り状態でスタートしたカウンセリングオフィスのオープン当初の患者のなかに、過去に問題を抱えていると考えられるうつ病の壮年期の女性がいました。現在のうつ病を引き起こしている要因は、夫との関係がうまくいかないことでしたが、話を聞いていくと彼女は20代の頃に別の男性から性被害を受けていることが分かりました。

どんなに時間が経っていても、この件が当時の彼女に、そして現在の彼女にも大きな影響を与えてしまっていることは明らかでした。彼女は、この性被害について他人に打ち明けるのは初めてだということでしたが、単に過去の心の傷を告白するだけでなく、その傷を引きずり続けている彼女自身の像をともに作り上げ客観視できるよう誘導することで、当時の自分に何が起こったのか、その問題はいったい何だったのかということを理解し整理しようと考えました。

彼女自身の像を作り上げる共同作業を通じて、私自身のなかに、あるときふと、「弁護士に相談してはどうか」という一つの提案が浮かびました。30年以上前に起こった事件ですから、刑事責任を問うとか、慰謝料を請求するといったことはできませんが、それでも、自分に起こったことが社会的にどう評価されることなのか、当時の自分は何ができたのかが分かるだけでも、心の整理ができるのではないかと考えたのです。

幸い、とても良い弁護士が見つかり、彼女の話を親身に聞いてくれました。当時の彼女には、その問題に対してどんな行動を起こす選択肢があったのか。その一つひとつがもたらすであろう結果を丁寧に検証し、説明してくれたそうです。

性犯罪が今よりもずっと軽んじられていた時代を生きてきた彼女は、自分にも落ち度があったという自責の念を抱き続け、その落ち度が何なのか、密かに気にし続けてきたのでしょう。

たとえ30年経ってからであっても、過去の自分の身に降りかかった出来事は犯罪であり、自分は被害者であること、行動を起こせば相手に刑事責任を負わせることができた可能性が高いと確認できたこと、そして今の自分にできることをやりきったことである程度納得し、心の整理をつけることができたのです。

このケースに対し、「そこまでやるか」と思う人もいるかもしれません。精神科医が自分で治療を完結させずに、弁護士という外部の専門家に頼ることに疑問をもつ人もいるかもしれません。実際、多くの精神科医やカウンセリングのプロである臨床心理士は、患者自身に行動を起こしてもらうということを重視せず、すべて診察室やカウンセリングルームの中で問題を解決しようとする傾向が強いです。しかし、それは一つのフレームでしかありません。患者自身が弁護士事務所に足を運び、相談するという体験そのものが広い意味での行動療法であり、こうしたアプローチが効果を発揮する例はあるわけです。

この患者の場合、うつ病の引き金は夫との関係であり、それが未解決である以上、劇的な症状の改善があったわけではないのですが、それでも、夫との現在進行形の対人関係の刺激で、気分の悪化を繰り返すことが少なくなり、症状が安定してきました。そしてその後、性被害の話はいっさい出なくなりました。

過去の経験を整理するだけで疾患がすっきり治るというほど問題は単純ではありませんが、やはりこれは心に深く刺さった棘として彼女のストレス耐性を著しく下げていたと考えられます。何より、患者本人が自身の問題を客観視し、自身の行動で心の整理をつけられたと満足できたことで、現在の問題に対しても解決や改善を目指して主体的に行動できるようになりました。

こうして、勤務していたクリニックと、自身のカウンセリングオフィスの両輪で診察を重ね、彼女のような患者に向き合う日々を、1年と8カ月続けました。そこでは、健康保険の枠組みで強いられる短時間診療から一歩踏み込み、カウンセリングを経て患者が改善していく例をいくつも目の当たりにすることができました。

この経験から多くの臨床現場で日々繰り返されている時間に追われるばかりの診療だけでは患者を救いきれないことを実感しました。そして、保険診療であっても、もっと患者と時間をかけて向き合い、患者固有のボトルネックを徹底的に追求し、それに噛み合う対人援助を提供し、患者自身にそれを解消する力を身につけてもらう必要があると確信しました。

経済的な余裕がなくても、カウンセリングを受けられる方法を模索

カウンセリングオフィスでは、試験的に自費診療で週に半日だけ、格安料金でカウンセリングを行ってきましたが、これでは経費を賄うのが精いっぱいです。その意味ではボランティア状態でした。平日をフルタイムで勤務したうえでの週末のカウンセリングだったので、私の体力上、これ以上、開所時間を増やすことは、現実的ではありませんでした。

しかし、単純に値上げをするだけでは、医療を受けられるのは経済的な余裕のある人に

限られ、本当に必要としている人に届かない可能性があります。健康保険の枠組みのなかで十分な診療時間と、質の高い対人援助を担保するという目標から逃げるわけにはいきませんでした。ただ、一介の勤務医の立場で新しい診療モデルに挑んだり、勤めている病院の体制を変えることには限界があります。

そこで２０１６年12月、私は勤務していた病院を退職し、副業状態だったカウンセリングオフィスとは別に、保険診療を行うクリニックを設立しました。

自らのクリニックで、診察がボランティア状態になることなく、経営が圧迫されることもなく、健康保険を活用して患者に十分な診察の時間と質の高い対人援助を実現するための枠組み作りの実験が始まりました。そしてたどり着いたのが、こうしたすべての課題を解決する独自の診療モデルの確立だったのです。

第2章

患者、医師、病院経営の〝三方よし〟を実現する診療モデルとは

一人の医師がカウンセリングから投薬までを担う

そもそも対人援助のスキルに乏しい精神科医と、得意とする対人援助のモデルが特定のフレームに限定されている臨床心理士という組み合わせでは、補い合ったとしてもカバーしきれないところがたくさん出てきます。

精神科医と臨床心理士の情報共有が不十分だと、その患者にとって重要な情報が一方だけに偏ってしまい、簡単に提供できる援助さえも提供できなくなるおそれがあります。また、患者側にも、時間をとってくれる相手が臨床心理士である場合、精神科医に対してはあまり時間を取らせてはいけないといった意識が働くようにもなるので、ますます医師には重要な情報が届かなくなります。これでは医師にしかできない薬物療法でさえも、正しく提供できなくなる可能性があります。

そもそも、精神科医と臨床心理士の役割分担は完全に病院側の都合です。本来なら、同じ人物が必要な情報を聞きだし、ボトルネックを発見してそれを分かりやすく解説し、ボトルネックを解消するための選択肢を提示し、必要なら薬を処方し、生活上の具体的なアドバイスまですべてを担当してくれるほうが、患者にとっても都合が良く、安心できます。病院側にとっても、情報伝達や共有にかける時間や、すれ違いが起こるリスクを軽減できるメリットがあります。

また、心の問題を抱える患者に対する援助では、過去のつらい経験を話してもらうことで追体験が生じるケースも多いので、「同じことをまた言わされる」という事態はできる限りなくしていくのが望ましいはずです。

そこで、当クリニックの診療モデルでは、一人の医師が診察、診断、カウンセリング、投薬といったすべてのプロセスを担っています。自費診療のみのカウンセリングオフィスには臨床心理士を置いていますが、保険診療を行うクリニックでは臨床心理士は置かずに、医療事務と受付を担うスタッフと院長である私とで運営する形を取っています。

診察時間が保証される予約診療

健康保険の枠組みのなかで、臨床心理士の力を借りることなく、一人の精神科医が責任をもって診療のプロセスすべてを担うために編みだしたのが、外来診察を完全予約制にして、予約料を負担してもらうという仕組みです。

ご存じのとおり、健康保険の適用となる保険診療と、適用外の自由診療は原則として併用することが認められません。しかし例外として、先進医療などの「評価療養」「患者申出療養」、差額ベッド代などの「選定療養」では、保険診療の範囲には健康保険が使え、それを超える範囲を自由診療で補うという併用が認められています。

その選定療養のなかには、予約診療を採用している病院において、患者の希望により予約診療を選んだ場合に患者が支払う「予約料」もその対象に含まれています。予約料のみ自費で負担してもらい、通常の診療の部分は健康保険の対象となるのです。

つまり予約料とは、患者を待たせることなく希望した時間どおりに診察をスタートするための努力や仕組み作りに対して徴収が認められている、選定療養の一つということです。当診療モデルでは、通常の保険診療か、予約診療か、患者が選択できる仕組みになっています。この両者を自在に組み合わせた診療モデルは、残念ながら世界的に見てもまだ珍しいのが現状です。

この診療モデルのメリットの一つは、通常の診療で請求できる保険点数に加えて、患者から受け取る予約料収入を上乗せできることです。予約は診察スタートの時間を決めるだけではなく、20分、40分、60分のなかから、診察に必要な時間枠を確保して終了時間も定めています。健康保険の枠組みで十分な診察時間を取ろうとすると病院経営が圧迫されてしまうところを、結果的にはこの予約料で補うことができています。

もう一つは、一定の診察時間を保証することで、患者が安心して自身の状態について話し、治療について医師と相談することができるという点です。これはボトルネックを発見し、適切な援助を提供するうえで欠かせない要素です。

当院では精神科を受診するのは初めてという患者は少なく、ほかの病院をすでに受診していてなんらかの不満をもっている人や、セカンドオピニオンを求めて来院する人が大半です。

予約診療は終了時間が決まっているため、しっかり自分の話を聞いてもらえる時間だという患者の安心感を引き出すと同時に、良い意味での緊張感ももたらします。その日の診察が20分と決まっている場合、患者は予約料を支払っていることもあり、この限られた時間を最大限活かそうと工夫するようになることもメリットだと考えています。

診察の前日や自宅を出る前、あるいは診察室に入る前に、今日担当医にどんなことを報告するか、何を相談するか、どんな質問をする必要があるか、ということを事前に考えてくれるようになったり、優先順位をつけておいてくれるようになります。

患者が事前に相談内容を整理したうえで安心して診察に臨めれば、医師も状況の把握やボトルネックの発見が容易になり、結果として早い回復につながります。患者にとっては通常の診察にかかる自己負担に加えて、予約料の負担が上乗せされることになりますが、長期間にわたり改善しない症状に苦しみ続け、度重なる通院と過剰な処方による心身と経済的な負担があることに比べれば、それほど大きな負担ではないと感じている患者が多いです。

診察の時間枠を確保すると、診療の質が上がる

当診療モデルの予約料は、再診で予約診療を希望する患者から受け取っている費用です。初診では予約料は取らず、診察時間を40分間に設定し、通院・在宅精神療法の４００点と初診料の２８８点を算定します。

本来なら40分も取らなくても、30分診察すれば同じ点数を算定できますが、初診は患者

の問題を把握するうえで最も重要な診察であり、最低でも40分は必要だと考えます。また、初診時から患者に健康保険の範囲を超える負担を求めるべきではないとの考えから、初診は保険診療のみで40分の診察に設定しています。

初診の終了時には、このシステムの説明をしたうえで、希望する患者には予約料が必要となる次回予約を取ります。20分、40分、60分を選択できる仕組みで、どの程度の時間が必要かを担当医から提案し、患者の希望や空き枠とすり合わせて決定します。

予約料は一定の金額で、60分までの予約ができます。次回予約を60分の診察と設定すれば1回でこの予約料を使い切ることになりますが、40分枠の予約をした場合は、次回に20分枠の予約ができる仕組みです。症状が落ち着いていて20分枠の診察が続く場合は、一度予約料を支払えば、3回分の診察ができます。

診察の開始と終了は時間どおりに進む前提で、予約は隙間なく受け付けています。9時ちょうどに40分の予約が入っていれば、9時40分から次の予約を入れます。予約時間から10分以上待たせるようなことはまずないので、患者に待ち時間のストレスがありませんし、待合室が混み合うこともありません。

患者のなかには、良い病院で良い医師にあたれば、自分は何もしなくても治してもらえると誤解している人が散見されます。対人援助スキルの乏しい精神科医による薬を処方するだけの精神医療に慣れてしまった弊害であるといえます。精神医療では患者本人がどれだけ主体的に、意欲をもって、症状を改善するための方法を担当医とともに考え、実践していくかがその後の経過に大きく影響するという現実があります。

当院の診療モデルでは、患者が主体性をもって診察に臨んでくれるようになる仕組みがあると同時に、その努力に見合うだけの対人援助を受けることができるという保証があることが、結果として治療成果や満足度にプラスの結果をもたらしていると考えています。

医師と病院スタッフ、そして患者もストレスから解放される

一般的な精神科外来では、受付順に診察する病院なら診察が始まる時間が決まっていませんし、予約を取っている病院でも同じ時間枠に何人もの予約を取っているので、結果的に受付順となり、患者が期待しているように予約した時間ぴったりに診察が始まることはむしろまれです。

患者本人の状態や混雑状況はもちろん、医師の気分や忙しさなどで診察してもらえる時

間が変動するようでは、とても安心できる状況ではありませんし、患者のなかには不満と不安が蓄積されていきます。不満を溜め込んで足を運ばなくなる患者もいれば、「どうして前回は15分診てくれたのに今日はこんなに短いの？」とスタッフに不満をぶつける患者も当然、出てきます。こうしたクレームに対応させられる病院スタッフもまた、ストレスを溜めることになってしまいます。

診察が始まる時間と終わる時間を事前に約束する仕組みの根底には、患者と医師との間の契約があります。この契約が成り立っていることで、時間を大幅に超過することもなくなり、時間が足りなかった患者も納得できるので、クレームとなることがありません。

当院にはほとんどクレームがありませんが、それは穏やかな患者ばかりが来ているのではなく、明瞭な契約の仕組みを取ることで患者が納得してくれているからだと考えています。仕組みがあるからこそ、うまく自分をコントロールして折り合いをつけ、次の診察に向けての課題を設定できるようになるのです。

実際、民間の心理カウンセリングでは、必ず50分とか60分といった枠を設けており、「この日のカウンセリングが何分になるのか、行ってみないと分からない」というケースはまず見かけないと思います。目の前の担当医やカウンセラーが、自分のためにどれだけの時間を確保してくれているかを承知してくれていることが、患者の安心感につながっているのです。

医師にとっても、診察が終わる時間が決まっていて、目の前の患者もそれを承知している状況は、「待合室が混雑しているから早めに帰ってもらわないと」とか、「どうやって話を切り上げようか」といった余計なストレスを感じる必要がなくなって、目の前の診察に集中できるようになる効果があります。結果的に同じ時間をかけていたとしても、援助の質は向上できますし、先が見えないことによるストレスも軽減します。

すると、患者の満足度も上がりクレームも減るので、スタッフも心労の最大の原因となるクレーム対応をする必要がなく、本来やるべき仕事に集中できます。いつ終わるか分からない診察や予期せぬ残業が発生することもないので業務に対する満足度も向上し、プライベートの予定も立てやすくなります。経営側の労務管理の負担も軽くなるのです。

当院では医師は私一人、受付と医療事務を担う正社員一人とアルバイト一人の体制で回しています。

医師が十分な時間をかけて目の前の患者に対する援助に集中でき、スタッフはストレスなく業務を進められ、病院経営は安定しています。〝三方よし〟の医療モデルであると自負しているのはこうした理由からなのです。

ただ、さまざまな事情で予約時間に遅れてしまう患者は一定数いるものです。遅れる患者がいれば、かなり早く到着してしまう患者もいるので、それがうまくハマれば枠を入れ替えたりして対応していますが、そんなにうまくはいかない場合もあります。その場合は、キャンセルが出た枠に入ってもらうか、すべての診察が終わったあとに診察することもあります。

建前上はすべての診察が19時に終わることにはなっていますが、こうしたケースに対応するために19時半までは勤務時間としています。それでも19時半以降にずれ込むことはまずありません。この方式で、私一人で1日30人前後の診察を行っています。

経済的に余裕のない患者にも門戸を広げるために

とはいえ、予約料は決して安くはないので、健康保険の範囲内の治療費の支払いが精いっぱいでこれ以上は払えないという患者はいます。切実な援助を必要とする人も多いため、予約料を取れないからといって、切り捨てることはできません。こうした患者に対しては、予約料は取らず、1回10分間の診察をなるべく頻回に行うことで対応しています。通常は

２週間ごとに来院してもらい、20分あるいは40分の予約を取ってもらうようなケースでも、毎週来てもらうことでカバーする形です。

ただ、現実として一般的なクリニックと同じような診察の形で10分間というのでは、その患者が置かれている状況を把握して適切な援助を提供するには短過ぎます。相当に中身の濃い10分間にしない限りは、いくら頻回に来院してもらったところで十分な対人援助はできません。そのため、こちらも努力をしますが、患者にも自らの問題を解決するための努力をお願いしています。

具体的には、前回診察からどんな生活を送っていたかを記録する「活動記録表」を必要な範囲で詳細に記載してもらいます。活動記録表とは、認知行動療法などで用いる基本ツールで、その日の活動と自分の状態を記入するものです。

加えて、患者本人が診察の10分間をどんな時間にしたいか、何について相談したいかもあらかじめ考えておいてもらいます。基本、活動記録表は当日の持参でＯＫとしており、相談ごとについては来院してから再診票に記入してもらうのですが、意欲的な10分枠の患者には可能な限り、前日までにメールでの送信をお願いしています。

そうすることで、医師は診察の前に活動記録表に目を通し、「１週間、どうでしたか？」

で始まる診察ではなく、「こんな生活だったのですね」というところから始められます。これだけでも、10分間の診察が実質的には20分間に相当する濃い内容に引き上げることは可能です。

ただ、ここまでできる患者ばかりではないので、そこは臨機応変に対応し、限られた時間を最大限活用することを大切に、その人に応じた援助を行っています。

実は予約料を取る20分以上の枠よりも、10分間の診察の患者の割合が増えるほうが経営の効率としては良いのですが、やはり医師としては時間をかけてじっくり患者に向き合うことを優先したいので、患者が20分以上の診察を希望する限りは予約料を負担してもらう形を取っています。

精神科医が患者に提供すべき〝対人援助〟とは

精神科医の対人援助スキルが実は乏しいと指摘しましたが、精神科医こそ、人の心の機微を熟知したプロであるから最も優れた対人援助スキルをもっているのではないか、と驚かれた方が少なくないかもしれません。実はそうではない、という指摘が本書における大切な主張の一つです。本書での「対人援助」という用語に込めているイメージについて次のような場面を例に説明します。

深い古井戸の底に落ちて、助けを求めている者（被援助者＝患者）と、その古井戸をのぞき、はしごを降ろして援助しようとする者（援助者＝精神科医）がいると仮定した場合、この状況下でどのような対人援助の展開があり得るのか、８つのパターンをまずは列挙します。

１　援助者がはしごを降ろしてあげれば、被援助者は自力で上ることができ、援助が完了する

２　被援助者は、はしごが目の前にあっても、その使い方を分かっていない

３　被援助者は、はしごの使い方は分かるが、上ることを怖がっている

４　被援助者は、はしごを上ることは怖くないが、足を骨折しているため上ることができない

５　被援助者は、はしごがあれば上れるが、上らないままでいいと思っている

６　被援助者は、はしご以外の手段を求めて、理解が困難な内容を訴え続けている

7　被援助者は、はしご以外の手段を求めて、援助者に具体的な注文をつけている
8　被援助者は、「とにかく、ここに誰かが下りてきてほしい」と叫んでいる

この古井戸がうつ病であるとした場合、抗うつ薬というはしごを降ろしてあげることは可能です。しかし、この援助だけで患者を救うことができるのは、1の「援助者がはしごを降ろしてあげれば、被援助者は自力で上ることができ、援助が完了する」場合だけです。

2の「被援助者は、はしごが目の前にあっても、その使い方を分かっていない」のケースは、薬物の正しい服用方法を分かっていないケースです。時間帯や量を間違えていたり、薬の効果を半減させたりするような生活習慣が常態化している状況が考えられます。

3の「被援助者は、はしごの使い方は分かるが、上ることを怖がっている」ケースは、初めてうつ病になって休職し自宅療養に入ったこと自体に、強い恐怖心を抱いてしまっている人に多い状況です。療養に必要なプロセスを頭では理解できても、抗うつ薬を飲むことを実行に移すことが難しいのです。この場合は、うつ病に関する正しい知識などの情報

提供が不可欠で、必要であればこうした不安や恐怖を軽減させる別の方法を検討する必要があります。

4の「被援助者は、はしごを上ることは怖くないが、足を骨折しているため上ることができない」というのは、実はこの抑うつ状態はうつ病ではなく、別の内科疾患に起因するケースに相当します。その内科疾患というボトルネックを解消しない限り、精神科的介入だけでは古井戸から脱出することはできません。

5の「被援助者は、はしごがあれば上れるが、上らないままでいいと思っている」は、何度もうつ病を繰り返している患者に多く見られるパターンです。諦めに似た無気力に支配されていたり（学習性無力感）、うつ病を発症しているときのほうが他者からの関心や愛情を引き出しやすくなっているメリットを無自覚に利用していることがあります（疾病利得）。このボトルネックを解消するには時間をかけた心理カウンセリングが必要です。

6の「被援助者は、はしご以外の手段を求めて、理解が困難な内容を訴え続けている」

というのは、精神科の臨床ではよく見られるパターンです。良かれと思って提供したはしごを拒否されたら、なかには気分を害したり、これ以上の援助を断る精神科医もいるかもしれません。しかし、対人援助スキルをもつ精神科医なら、たとえ患者の話が一見、理解に苦しむものであってもまずはその訴えに耳を傾けます。「この患者は何を求めて訴えているのか？」と探りながら理解困難な訴えを翻訳し続けるのです。そしてはしご以外の、患者の訴えに噛み合う援助を再提案するスキルが求められるわけです。

7の「被援助者は、はしご以外の手段を求めて、援助者に具体的な注文をつけている」場合も、精神科医は気分を害したり、患者の無理解ということで片づけてしまうことがあります。しかし本来は、自分がもっているマニュアルの対応範囲が狭いこと、要するにフレームが少ないことを自省するべき場面なのです。

例えば、薬物療法以外に、マインドフルネス瞑想を教えてほしいとか、復職のためのデイケアを紹介してほしいと、患者が求めてきた場合に、「自分の見識が乏しく、あなたの希望に対応できない」ということが実情なのに「その必要はない」と患者に対して一蹴するなどが、典型的な「対人援助スキルの乏しさ」が露呈する場面になります。いわば、患者はすでに古井戸を脱出していて、次の援助を求めているのに、精神科医はひたすらはしごを提案する滑稽な援助者ということになります。

仮に、患者が復職デイケアを利用した場合、精神科医に必要なスキルは、デイケアの担当スタッフとのコミュニケーションスキルになります。本人の病歴や直近の経過、リハビリの目的と具体的なゴール、リハビリ中に注意すべき症状などをコンパクトに先方のスタッフに伝え、スタッフからは適宜、リハビリの進捗状況の報告を受け、必要に応じてカンファレンスを設けるという援助が、次の援助として求められるのです。

8の「被援助者は『とにかく、ここに誰かが下りてきてほしい』と叫んでいる」ケースも、よく見られます。井戸の底は一人ぼっちで、援助者が声を掛けてはしごを降ろしてくれても、底まで下りてきてくれるわけではありません。

精神科医は、診察室の中でしか患者と接触しません。患者にとってみれば、日々の暮らしのなかのほんの一瞬で、かつ、非日常的な空間です。自分のことを分かってくれる人に、短時間でもいいからそばにいてほしい、という欲求が強くなるのはあって当然のことです。

また、いくら診察室で療養上の指導をしても、自宅に戻って一人になると、それを実践できない場合も多くあります。このようなケースでは、精神科に特化した訪問看護サービスが良い適応となります。

その患者に合った訪問看護ステーションを探し、患者の状況について十分な情報提供を行い、担当医として訪問看護に期待するゴールを明確に伝え、定期的に経過の報告を受けるという施設間のコミュニケーションが、援助の大きな柱となります。例えるなら、井戸の底までもう一人の援助者が降りていって、トランシーバーなどのツールを使って上にいる援助者とコミュニケーションするようなイメージです。

精神科の臨床の現場には、さまざまな問題を抱えた患者が訪れます。決して、1の患者ばかりでなく、2~8のような患者もたくさんいますし、ここに当てはまらないタイプの患者も多くいます。

精神科医であれば、最低でもここで紹介した程度のフレームを活用してそれぞれの患者に対峙していかなければ、対人援助はできません。しかし現実には、1の患者にしか援助を提供できていない場合が多いというのが実情です。

対人援助スキルの核心：ボトルネックの把握

仮に、あるボトルネックが解消された場合でも、さらに生産性を上げようとすれば、別の工程で新しいボトルネックが発見されることになります。一つ解消したら終わり、ではなく、ボトルネックは次々と移動していきます。また、あとになって発見されたもののほうが重要で、問題が大きいということもあります。

精神科の対人援助の領域では、援助の質的向上のためにボトルネックの考え方を用いているケースは、私の知る限りありません。かろうじて、患者の状況に応じて臨機応変に対応すべきだという一般論を記載しているテキストはあっても、ボトルネックをどのように探っていくかというノウハウは援助者に委ねられており、学問的に言語化されてはいません。

ボトルネックを把握する方法が体系化されていないのは、対象となっている人の心が工場のように整然と設計されているものでもなければ、俯瞰することもできないからです。身体をある程度調べ上げれば内科的な病気を発見することはできても、脳の働きや心の動きがそこに加わってくるとそれが極めて難しくなります。

そして、そのボトルネックを解消するためにどんな介入が考えられるかを、複数のフレームを用いて判断していきます。精神科医が主に用いるフレームは、薬物療法、行動療法、認知療法、精神分析、トラウマ反応などがありますが、活用できるフレームが多ければ多いほど目の前の患者に適した介入を探し当てる可能性が高くなります。介入は複数考えられるので、優先順位をつけたり、併用したりすることも検討します。当然、患者が納得できるよう説明し、患者自身が前向きに取り組めるよう援助することも重要です。

しかし、多くの精神科医や臨床心理士は、特定のフレームだけを活用して、そこから一部を評価するにとどまっているというのが私の考えです。これは、真っ暗闇のなかにある工場の一部を、特定のフレームという懐中電灯で照らすような状態をイメージすると分かりやすいかもしれません。

広い工場の中に照らす場所は無数にあり、その場所ごとに発生し得るボトルネックがあるにもかかわらず、すべてを照らす照明をつけることができないなかで、援助者は広い工場の中の照らしたい場所に懐中電灯を当てて、限られた工場の一部を観察することしかできません。さらに、多くの場合、援助者が自分の興味が湧く部分しか照らさず、かつ、それで工場全体が分かったと勘違いする場合がひどく多いのです。

心理学のように人の心を対象にした学問では、学説や流派のようなものが無数に存在するのはこうした理由が背景にあるわけです。

こうしたフレームの数々を全部マスターすることは難しいので、対人援助の分野ではどうしても、「自覚を伴う一点豪華主義」が最も無難な対応になっているという現実もあります。自身が援助者として役立てる患者は限定されると自覚したうえで、自分がもつフレームが役に立つと分かっている人に対してだけ、援助を提供するわけです。

認知行動療法のフレームしかもたない臨床心理士であれば、認知行動療法を徹底的に極めて、それだけを提供するという具合です。認知行動療法が効果的だと考えられる患者は、その臨床心理士に援助を依頼すれば高い治療効果が期待できるというわけです。

しかし現実には、患者は自身のボトルネックがどこにあるかは分からないことのほうが圧倒的に多いので、自分のボトルネックのありかと合致するフレームをもつ援助者を求めて、渡り歩くことになってしまいます。

そこで、援助を必要とする人に、適切な援助者をマッチングできる能力をもつ援助者のニーズが生まれます。ボトルネックを解消するフレームはもたないけれど、ボトルネックのありかを把握する能力をもつ援助者です。

仮に、自分でボトルネックを解消できるスキルがなくても、こうした振り分け能力がある精神科医であれば、目の前の患者のために適切な医師やカウンセラーを紹介することで間接的な援助が可能になります。

では精神科医は、どうすれば対人援助スキルを向上させることができるのでしょうか。詳細は後述しますが、「こうすればＯＫ」という明確な答えはなく、工場での生産性向上を目指す地道な取り組みと大きく変わるものではないと思っています。工場全体を照らすことができなくても、可能な限りの広範囲を照らせるようフレームを増やす努力を重ねながら真摯な姿勢でボトルネックを探し、そのボトルネックを解消すべく介入を行います。

そしてそれが本当にボトルネックであったのか、その介入の方法が適切だったかについて、あとから一つひとつを検証する作業を繰り返すしかないのです。

それを日々、臨床の場で積み重ねていくなかでそのスキルは向上し、少しずつ照らす範囲が広がり、ボトルネックとなる所見を感知できるようになってきます。

この一連のプロセスのなかで、もう一つ意識しなければならない重要なキーワードがあります。それが「アバター」の生成です。

ボトルネックを把握するには、〝アバター〟の生成が求められる

患者の状態を把握するために援助者の内面で生成していく患者像のことを、当院の診療モデルではアバターと呼んでいます。

もともとは、その人の「分身」となるキャラクターを示す言葉で、ゲームやSNSなどで日常的に使われます。ゲームのなかでは自分のアバターに冒険をさせたりできますし、SNSで自分のアイコンをアバターにする人もいます。最近はYouTuberが顔出しをせず、アバターで登場するといった活用のされ方もあるようです。

アバターは単に老若男女を示す複数のイラストのなかから自分の属性に合うものをアイコンに使うだけのこともあれば、顔や体の一つひとつのパーツを選んでより自分に似せられるものもあります。さらに、詳細に作り込んで自分自身と見分けがつかないほどの精緻な立体ホログラムを生成することもできます。

精神医療の現場でも、精神科医が患者を深く理解し、適切な援助を提供するための作業に真摯に取り組むなら、意識せずとも精神科医は自らのなかに患者の緻密な立体ホログラ

ムレベルのアバターを作り込む必要があります。

前述したとおり、対人援助は精神科医だけでなくさまざまな職種の人たちが提供していますが、援助を必要とする人にピタリと合った介入を行っていくためには、その人が置かれている状況を理解し、深く共感する作業が必要になります。

他者の行動や考えを理解し、自分のことのように共感できるのは、ミラーニューロンという一群の脳神経細胞の働きによることが近年の研究により分かってきました。高い対人援助スキルをもつ人は、この脳神経細胞の回路が高度に発達していると推測されます。

例えば、目の前の人が「調理中に手を滑らせて指を切ってしまった。血がたくさん出て、爪もはがれてしまった」と言うと、ミラーニューロンが発達した人は瞬時にその人の脳の中で、身体感覚レベルでその発言にシンクロし、同じ経験を生成するため、痛くて怖くていても立ってもいられなくなります。こうした高い共感力を発揮しているときには、相手の分身（この場合は指）を自分の脳の中で生成していると表現できます。

これこそが、当院の診療モデルがキーワードとしているアバターの正体であり、「それは痛かったでしょう、かわいそうに」という言語コミュニケーション上の共感とは根本的にレベルが異なります。

精神科医も、目の前の患者がどんな環境に置かれ、どのような苦しみを抱えているのかを理解し、それがどんなボトルネックから来ていてどんな介入が必要かを適切に判断していくには高い共感力が必要で、この力を発揮するときには脳内に患者のアバターが形成されているといえます。それも極めて解像度の高い、精緻なアバターであるほど、よりその人にフィットした対人援助を提供できることになります。

これはあらゆる対人援助職に共通します。精神科医に限らず、身体科の医師でも同様です。腕の良い心臓外科医なら脳内に患者の心臓が立体ホログラムとして浮かび上がるぐらいの理解があるはずですし、信頼に足る産科医ならエコー画像よりも詳細に目の前の妊婦のお腹の中の状態を脳内に再現できているはずなのです。プロフェッショナルの対人援助職であれば、そのぐらいのことが自然にできていないと結果を出すことはできません。

さらにそのアバターを患者自身にも示し、本人からのフィードバックを得て修正しながら、解像度を高く磨き上げていくことで、対人援助の質は格段に向上します。患者本人が自身の問題を客観的に把握することができるだけでなく、臨床心理士や、患者を医療以外の面からサポートする行政や地域スタッフとも、患者の問題を共有しやすくなります。

解像度の高いアバターの対人援助としての意義

一般的な精神科医が、患者のアバターの生成をまったくできていないとは言いませんが、個人によってそのレベルには大きな差があります。多くの場合、あらかじめ用意された複数のイラストのどれかに当てはめる程度の「カテゴリーレベル」のアバター生成しかできていないと考えられます。

具体的には、診断名と病歴の概要だけをその患者にレッテルとして貼っているに過ぎないのです。うつ病であれば、そのカテゴリーに紐づいた抗うつ薬の処方と、アドバイスを提供するだけで、患者の個別の要因をほとんど考慮できていません。精神科医が専門医の資格を取得する過程で受ける訓練では、この段階までしか保証できません。

なかには、臨床経験を経るなかで自らの対人援助スキルを磨き上げ、カテゴリーレベルを超えて、より詳細な「デッサンレベル」までアバターの解像度を上げている精神科医もいます。彼らは患者の個別性をある程度は加味したうえで、病態を引き起こしている要因を複数把握することに成功し、治療の選択肢も複数提案し、優先順位を決めることもできます。

ただ、もっているフレームが単一あるいは少ないと、本当はより優先度の高い選択肢があるのに、それを発見できないことが多くあります。臨床心理士も同様で、デッサンレベルのアバターを生成できる人はいますが、もっているフレームが行動療法と認知療法だけ、というのでは、そのフレームでは援助できないタイプの患者には何も提供できなくなります。

患者本人の分身と呼ぶに足るレベルである「立体ホログラム」レベルのアバターを、高い専門性の観点から生成することが対人援助の理想です。

例えば、現在と過去の身体疾患と精神疾患の有無はもちろん、心理状態に関しても、複数のフレームを用いた評価がなされることが必要です。加えて、その患者の心理状態には経済状況や日常の生活習慣、労働能力なども大きな影響を与えているので、こうした点も注意深く情報収集し、分析していかなければなりません。患者が何を主要因として、どんなことの影響を受けながら現在の課題を抱えるに至ったかを緻密なアバターとして生成できるからこそ、複数考えられる介入のうちどこを優先的に実施すればより早く課題を解決できるかを浮き彫りにできるのです。さらに、専門性の観点から生成させたアバターを骨格として、患者自身の具体的な経験を肉づけすれば、そのアバターは、患者の過去から現在、そして未来までを示す物語として受け止められます。この体験は患者本人が自身の課題を理解し、納得し、自らが主体的に治療を進めるうえで、かけがえのない支えにもなるのです。なぜなら、自分のリアルな物語に接したとき、多くの患者はそれだけで心を動かされます。これまでの自分がどのような困難を抱えて、それがどのように心身に影響を及ぼしてきたのかを初めて俯瞰することで、涙を禁じ得なくなります。そして、その原因となっているボトルネックの一つと向き合い、解消していくために前向きに取り組む決意ができるのです。

治療が始まったあとにおいても、解像度の高いアバターは有益です。まず、一つのフレームは、有用であればあるほど、単にボトルネックを見出すことを容易にするだけではなく、介入の結果の予想も与えてくれるものです。このように課題に取り組めば、これぐらいの期間でこの程度、症状が軽減するだろうという展望です。しかし、フレームが一つの場合、仮に良い変化が患者に起きていても、そのフレームでは認識できず、見逃してしまう可能性はあります。これが、複数のフレームを用いていたなら、見逃すリスクは減ります。つまり、複数のフレームを用いて生成された、解像度の高いアバターが用いられている場合、患者に現れたわずかな変化も見逃さずにとらえて、治療に活かすことができるのです。

ところで、アバターを高い解像度で作り上げるスキルと、援助者がもつフレームのバラエティーは、対人援助の質を評価するうえで、有用な観点になります。

例えば、一つのフレームしかもたない援助者が生成したアバターであっても、それが立体ホログラムレベルで、なおかつそのフレームで見いだされる解決策が患者のボトルネックに合致していれば、その患者に対しては有効な援助が提供可能です。独立しているカウンセラーのなかには、「強迫性障害の行動療法であればあの先生だ」と言われるようなスペシャリストがいますが、合致する問題を抱えた患者がピンポイントでその援助を受ければ高い効果を発揮します。

逆に、アバターの解像度を上げるスキルが低い援助者であっても、数多くのフレームをもっていてボトルネックの予想をつける能力がある場合、そのボトルネックを解消できるスペシャリストを紹介することで間接的に有効な対人援助を提供できるのです。

当診療モデルでは、多数のフレームをもち、かつ解像度の高いアバターを生成する能力をもつ精神科医を求めています。こうした振り分け能力のある専門家がいれば現状の精神医療の枠組みでも、有効な対人援助が成立する場面を増やすことはできると考えています。

しかし、そのような好ましい変化が精神医療に起きるためには、まず、精神医療の現場を、有効な対人援助になっているのかという観点から、大鉈を振るって整理整頓し、意識改革を進める必要があります。

いずれにせよ、薬物治療のフレームしかもたず、アバターの解像度もカテゴリーレベルや、良くてデッサンレベルである精神科医では、それぞれの患者が抱える個別の問題をピンポイントで解消する有効な対人援助を提供することは、期待できないのです。

〝医師が疲弊しない〟クリニック経営：収支モデルの比較

ビジネスモデルとしての当診療モデルの特徴を明確にするため、とにかく収益を重視して患者を回転させる「5分診療モデル」、そして5分診療モデルに疑問を感じ、より丁寧な援助を提供しようとするカウンセリングマインドをもつ精神科医が陥りがちな「ボランティアモデル」の3つのパターンをシミュレーションで比較してみます（図表1）。

3つのモデルを比較してみると、午前中と午後の診療合わせて、1日で診察できた人数は、5分診療モデルが65人、ボランティアモデルが52人であるのに対し、当診療モデルで

図表1　3つのモデルの比較表

・午前

比較内容	当診療モデル	5分診療モデル	ボランティアモデル
診察時間	2時間	2時間	2時間
診察人数	10人	20人	16人
残業時間	0分	30分	50分
最大待ち時間	0分	19分	45分
収益	5万4433円	9万4200円	7万5360円
収益/時間	2万7217円	3万7680円	2万6598円

・午後

比較内容	当診療モデル	5分診療モデル	ボランティアモデル
診察時間	4.5時間	4.5時間	4.5時間
診察人数	22.5人	45人	36人
残業時間	0分	67.5分	112.5分
最大待ち時間	0分	47.5分	112.5分
収益	12万2475円	21万1950円	16万9560円
収益/時間	2万7217円	3万7680円	2万6598円

・合計

比較内容	当診療モデル	5分診療モデル	ボランティアモデル
残業時間	0分	97.5分	162.5分
収益	17万6908円	30万6150円	24万4920円
収益/時間	2万7217円	3万7680円	2万6598円

図表2　3つのモデルの総合評価

	当診療モデル	5分診療モデル	ボランティアモデル
診療の質	○	×	△
労働の質	○	×〜○	×
収益性	△	○	△

は32・5人です。当然ながら5分診療モデルが最も多く、当診療モデルでは、その半分になっています。

売上にあたる収益を見ると、5分診療モデルは31万円弱、ボランティアモデルが24万円強であるのに対し、当診療モデルは17万円強です。これだけを見れば、非常に収益力が低いように見えます。

ただ、ほかのデータを見ると、見える景色が違ってきます。患者の最大待ち時間が5分診療だと19分、ボランティアモデルでは45分に達しています。このため、医師やスタッフの残業も5分診療では97・5分、ボランティアモデルでは162・5分に達しています。これに対し、当診療モデルの残業は0分です。

こうしたことを考慮して、時間あたりの収益を算出すると、5分診療モデルが3万7680円、ボランティアモデルが2万6598円、当診療モデルでは両者の中間となる2万7217円となります。当診療モデルでは診察する人数がほかの2つのモデルよりも圧倒的に少ないのですが、その分を予約料で補っているため最終的にはボランティアモデルより収益性は若干上回ります。しかし、5分診療モデルには到底かなわない、という構図になります。

これらのデータを総合すると（図表2）、ダントツに収益性が良いのは多くの患者を容赦なく回転させる5分診療モデルです。

しかし、診療の質を向上して患者を早く苦しみから救い、満足度を上げたいと考える一方、ストレスや残業の少ないホワイトな働き方を実現したいという精神科医や経営者には、当院の診療モデルが有力な選択肢となります。

どれを重視するパターンであっても、ボランティアモデルにはメリットがないのです。

高い患者満足度を得られるモデル

当診療モデルの患者満足度を調査するため、２０２１年に患者に対する満足度アンケートを実施しました。無記名・グーグルフォームの利用により、個人情報保護と、回答の有無・内容による診療上の不利益なきことの保証に配慮した調査で、１１７人が協力してくれました。この調査で質問したのは次の12項目です。

1 あなたが受けた治療／ケアの質はどの程度でしたか
2 あなたが望んでいた治療／ケアを受けられましたか
3 治療／ケアのプログラムは、どの程度あなたが必要としていたものですか
4 もし知人が同じ援助を必要としていたら、当院の治療／ケアのプログラムを推薦しますか
5 困っていることに対して十分に時間をかけた援助を受けたと満足していますか
6 治療／ケアを受けたことであなたが問題に効果的に対処できるよう役立ちましたか
7 全体として、一般的にいって、あなたが受けた治療／ケアに満足していますか
8 また援助が必要になった時、当院の治療／ケアのプログラムに戻りたいと思いますか
9 予約診療を利用されたことはありますか
10 当院の予約診療を利用されたことのない方にお伺いします。利用されない理由は何ですか
11 当院の治療のプログラムで満足できた内容は何ですか
12 ご意見ご要望を自由にご記載ください

1～8までの項目は、当院に対する評価で、4段階で評価してもらっています。最高が4点で最低が1点、すべてで最高評価をつけた場合は32点、全項目で最低評価の場合は8点になります。当院以外の精神科や心療内科に通院経験がある人には、その病院に対しても同じ評価をしてもらいました。

次のグラフが、その結果です（図表3）。

ありがたいことに、30人以上の患者がすべての項目で当院に最高評価をつけてくれました。逆に、前医の評価は非常に低くなっています。とはいえ、この調査の回答者の93・1％がほかの病院の通院経験があり、その多くがそこに不満をもって当院に転院してきた人なので、前医の医療に満足している人がそもそも少ないという点は差し引いて考える必要があります。

一方、9と10の項目では、当院の予約診療システムの利用経験と評価について聞きました。予約料を支払うシステムを利用したことのある人は42・2％で、ない人の割合が上回りました。

予約診療を利用しない理由について聞いた設問では、43・7％が「予約料の必要がない10分枠で十分」と回答、42％が「高くて支払えない」と回答しました。

図表3　患者満足度調査（CSQ-8J）（N＝117）

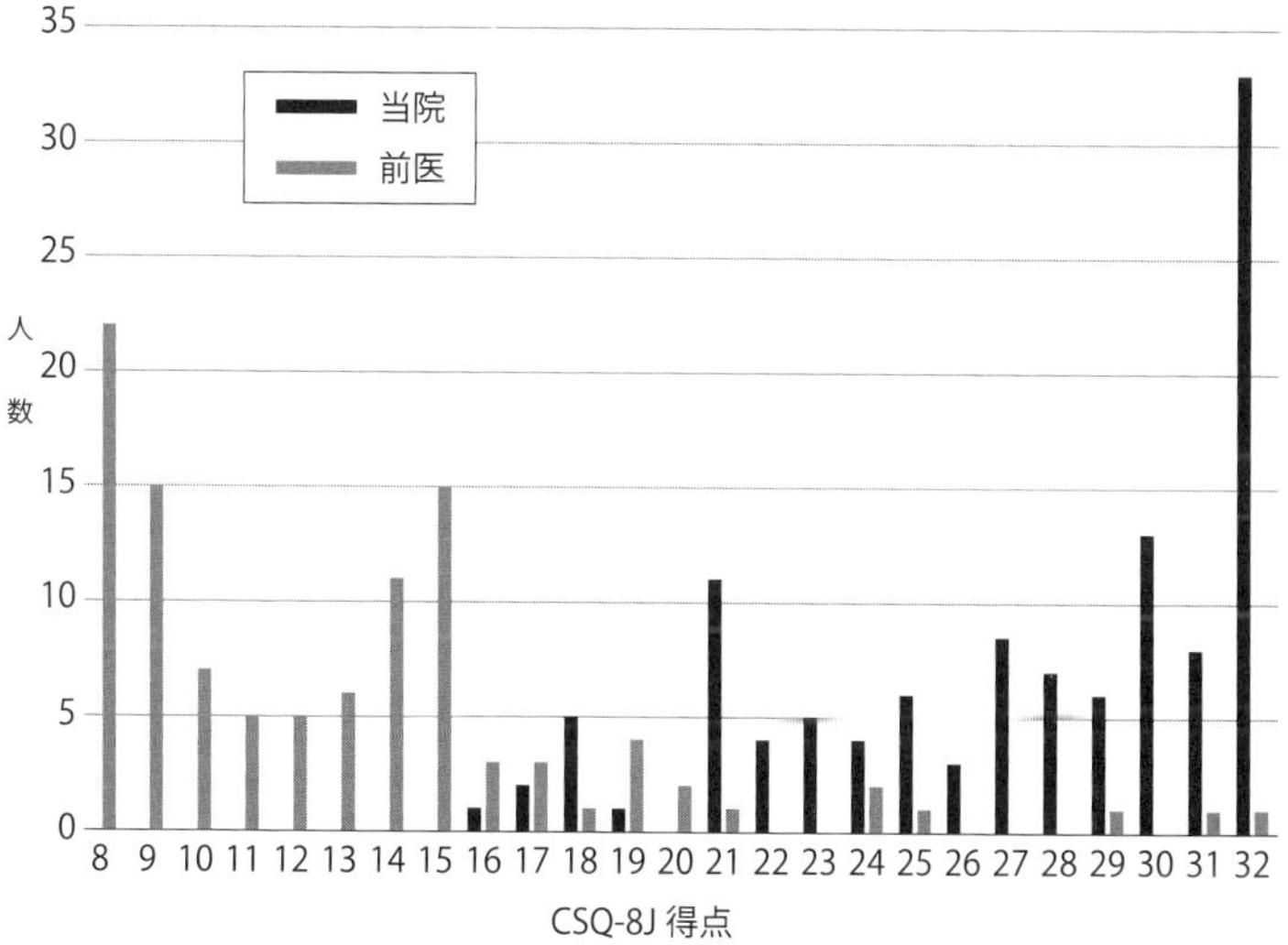

当院の治療／ケアに対して満足できた内容について聞いた設問では、複数回答をＯＫとしました。最も多かったのは、「待ち時間が少ないこと」「病状や治療について十分な説明があること」で、いずれも約７割の人が選択しています。

次に多いのは、「治療・ケアの内容が効果的であること」でこちらも７割近い人が選択、また「病状が改善すること」は４割、「予約診療により十分な診察時間が確保できること」は３割以上の人が回答しました。

興味深いのは、自由回答欄に寄せら

れた患者の声です。「現状の言語化」とだけ書かれたシンプルな回答は、まさに当院が患者のアバターを生成し、それを本人に分かるように伝えていることを評価する声だと思われます。

「自分の病状、考えに理解が早く飲み込みが早い」という声もありましたが、この点は、当院が重視している診察前の予習が決め手になります。これがあるからこそ、10分間の診察でも患者が満足できる内容にすることができるわけです。

「病に気づけず受け入れられなかったが、少しずつ自身を認め受け入れ、病識をもつことができた」という回答も、解像度の高いアバターの有効性を示すものです。同じ過ちを繰り返していることがアバターに刻み込まれていることを都度、共有する結果、現状の受容が進むのです。

「詳細な診断・診断書によって病気と向き合うことができ、障害年金の申請などでもとても丁寧に教えてくれた」という回答もありました。これも、診断書という形態をとったアバターの効用です。

「適切なカウンセリングへとつなげてもらえたこと」という回答もありました。患者のボトルネックによっては、最も効果的な援助をしてくれそうな別の専門家を紹介することもあります。第4章でも説明しますが、精神科ユーザーを病院だけで救うことには限界があり、ほかの機関や専門家と密接に連携する必要があるのです。

第3章

患者の信頼を得て、苦しみを癒す。
精神科医として身につけておくべき
対人援助スキル

信頼関係を育むための初診時の工夫

精神科を初めて受診するというのは、患者にとってハードルが高いもので、多くの人は緊張します。当院では、診察室で対面する前に、担当医である私の情報や考えをなるべくオープンにして、どんな人間か、どんな医師かが分かるよう工夫をしています。

精神科の医師はホームページなどに顔写真を掲載しない人が多い印象がありますが、患者にとってはデリケートな話をしなければならない相手です。たとえ外見だけでもどんな人物かが事前に分かっていたほうが安心材料の一つとなると考え、顔写真も掲載しています。

同様に、当院ではウェブサイトに精神疾患に関する情報や、診療を行ううえでの私の考え方などについて多くの記事を上げています。また、記事だけでなく、ラジオ番組のような音声コンテンツも公開しています。会う前にこうした情報を公開することで、事前に医師の顔や声、考え方について触れられることが患者の安心につながっているようで、事前に見て来院される患者が多く見られます。

また、診察室に患者を呼ぶ際は、スタッフや機械音声での呼び出しではなく、必ず私自身が診察室から顔を出して「○○さん、どうぞ」と呼ぶようにしています。初めて会う人がいる部屋のドアを自分で開けるときは、誰しも緊張するものです。そのとき、相手が先に顔を見せて呼びかけるだけでも、患者の緊張がほぐれ、安心できると考えるからです。同じ理由で、患者が入ってきたら、「こちらにおかけください」「荷物はこちらに置いてくださいね」「○○さんですね」などと、本題に入る前の声掛けもなるべく増やすよう心掛けています。

また、特に初診の患者に対しては、勇気を出して受診したことをねぎらうことも大切にしています。初めての医師にかかったり、セカンドオピニオンを求めるのは、非常に勇気が必要なことです。一向に良くならない症状を抱えて苦しんできたことに対しても、まずはそれを理解し寄り添う姿勢を見せ、「勇気を出して来てくださったのですね」といった声掛けを心掛けています。

ある程度診察が進んでアバターができてきた頃合いで、「現段階で私は、このぐらいまであなたのことを把握できています」と患者の現状を中間報告として説明することがあります。診察がどんな方向に進んでいくのか不安を感じている患者に安心してもらう効果があるのです。その報告に、「こんなにつらい状況のなか一人でよく頑張ってきましたね」

といったねぎらいの言葉を添えると、目をうるませる方もいます。担当医に、精神医学的に「理解された」だけでなく、感情的にも「分かってもらえた」という感覚をもってもらえるようです。

精神科ユーザーをアバター化し、解像度を上げていく

・初診時の情報収集

初診の予約を受けつける時点で、患者に可能な範囲での箇条書きで良いと伝えたうえで、今までの病歴をメモにまとめて持参するようお願いしています。時系列に沿って書いてある場合でも、困った症状を羅列してあるだけでも、情報を共有しつつそれに肉づけができるので、アバターの解像度は最初から上がります。また、その内容だけでなく、手書きの場合は文字の特徴であったり、文章構成の仕方、自分自身のことの把握の程度など、メモは患者について多くのことを無言に語るので、心理検査のような側面もあります。

初診用の問診票には氏名、生年月日、住所などの基本情報のほか、相談したい内容、今

までにかかった病気、内服中の薬、家族構成を記入してもらいます。そしてもう一つ、重要な項目として「これだけは伝えておきたいこと」という項目を設けています。

例えば、「受診したことを家族には分からないようにしてほしい」「前の病院でとてもきつい言い方をされて傷ついたので、きつい物言いをしないでください」といったことを書いてくれる患者もいます。どんな内容であっても、必ずそこに深い思いがあるので、それが話の糸口になることもありますし、ボトルネックにつながる重要なヒントになることもあります。また、この項目は患者が最も大切にしてほしいと考えていることなので、その思いを汲んだ診察をすることで患者の満足度が向上します。

前医の紹介状がある場合は当然それを参照しながら進めますが、いろいろな事情で紹介状が用意できない場合もあります。その場合でも、患者の同意を得たうえで、後日、前医へ紹介状を依頼する場合が多いです。紹介状の内容がとても貧弱な例も残念ながら目につくのですが、その場合でも、その程度の診療しか受けてこられなかったという情報を得ることができます。つまり一から療養生活を立て直す必要があると判断できるわけです。

逆に、しっかりした診療を受けてきたことが分かると、それでも具合が良くならないのは、ボトルネックを別のところに探す必要があると考えることになります。この情報がないままだと、効果がないと分かっていることを当院でも続けてしまい、患者に無駄な時間を浪費させることになるからです。

特に、患者がうろ覚えの場合が多い薬の変更の経過を詳細に記載されている場合はたいへん助かります。それ以外の援助の記載がない場合は、薬物治療しかされていないケースともいえます。

また、患者が自分の口からはどうしても語りたくなかったことを紹介状が補ってくれる場合もあります。患者が語りたくなかったということ自体も重要な情報ですし、その穴を埋める前医からの情報は、複数の視点から患者を浮き彫りにできるので、アバターの立体化に役立ちます。

さらに、過去のある出来事について、患者と前医とがまったく違う、あるいは微妙に違う解釈をしていることが分かる場合もあります。これは患者の体験と、担当医が生成したアバターとの間にギャップがあるということです。新しい担当医として同じ過ちを繰り返さないように注意しようと自覚することができます。

いずれの場合にせよ前医からの紹介状は、その情報を解釈するスキルがあれば、アバターの解像度のアップに大きく貢献するのです。

・再診時の担当医の診察準備

外来の日は毎日、診察が始まる前に「予習」をするのが私の日課です。たとえ一般的な病院よりも長い診察時間を取っているとはいえ、患者が診察室に入ってきたときに、慌ててカルテを確認するようでは、限られた診察時間のうち数分は、思い出すために費やされてしまうからです。

午前の予約であれば朝の診察が始まる前の時間に、午後の予約であれば昼休みに、このあとやってくる患者のカルテを見返します。前回診察までをざっと振り返り、そのときに浮上したボトルネックと提案した解決策に対してどのような結果が出ているかを予想し、それに従ってその日の診察での対応を何パターンか予想しながらシミュレーションし、メモとしてカルテに打ち込んでおきます。

すると、その瞬間に前回診察で生成したその患者のアバターが脳内に再現されるような感覚を覚えます。こうして、このあとに会う予定の患者全員のアバターを自分の頭の中に再インストールすることで、まるで前回の続きのように、スムーズに診察を始められるようにしておきます。

もちろん、すべての診察がそのシミュレーションどおりになるわけではなく、まったく予想しなかった反応が返ってくることも多々あります。その場合であっても、事前にその患者のアバターを呼び出しておくことで、柔軟な対応を取ることが可能になります。こうした事前準備とシミュレーションも、経験を重ねるほど精度が上がっていきます。

診察時間の短い10分枠の患者のなかには、前回診察からの活動記録表を前日までにメールで送ってくれる人もいるので、その場合は事前に活動記録表にも目を通します。合わせて診察時に相談したいことも具体的に送ってくれる人もいます。こうしたケースでは、診察前に患者の状況の変化を把握することができるため、アバターを更新し、さらにどんな介入やアドバイスができるかを前もって考えておくことができます。

ここまでやってくれる患者の場合、「調子はいかがですか」ではなく、「メール読みましたよ。大変な1週間だったんですね」とより具体的な話からスタートできるうえ、その時点でアドバイスを考えるのではなく、準備段階で考えておいた内容をどのように伝えれば良いか、それに対する患者の反応はどうか、ということに重点をおいた一歩進んだ対応ができるので、非常に密度の濃い10分間にすることができます。

もちろん、すべての人が同様の対応をしてくれるわけではありませんし、病状によっては活動記録表の記入そのものが困難なこともあります。また、メールを送ってくれたとしてもうまく文章にまとめられなくて、つらい症状を殴り書きのように入力しただけのメールや、キーワードだけのようなメールもあります。それでも、その中身からその人の日常や心理状態がリアルに想像できます。

これらの準備には患者1人あたりおよそ3分かかります。午前診（10時～12時）の場合、最大で12人となるため、この診察前準備に約30分、午後診（14時30分～19時）では、最大27人となるため、最大で約80分が必要です。20分や40分枠の患者が増えれば、人数が減るので所要時間は短くなります。

この診察前準備の時間に対しては、患者から別に費用を徴収することはありませんし、当然ながら診療報酬も算定されないので直接の報酬はありません。それでも、この作業でアバターの解像度はグンと向上しますし、診察時間内だけで聞き取るだけよりも格段に早く状況が理解できるので、不可欠なプロセスです。

・再診表の活用

どこの病院でも、初診の際は患者に問診票を書いてもらいますが、当診療モデルで特徴的なのは、初診時だけでなく再診時にも毎回「再診票」に記入してもらうルールを設けていることです。

来院したら受付でＡ５サイズの再診票を渡し、記入してもらいます。薬の変更についての希望の有無とその内容、残薬の有無とその量、次回予約の希望日、そしてその日に相談したい内容を２点まで、記入してもらう欄を設けています。

相談したい内容を２つまでとし、診察前に記入してもらうことで、患者自身が現在の自分が抱える問題点をクリアにし、優先順位をつけることができます。また、与えられた時間をどう使うかをあらかじめ決めておくことで、落ち着いて診察に臨むことができるようにもなります。

時には全然違う話に脱線されてしまうこともありますが、そういうときに「ここに書いてあることはお話ししなくて大丈夫ですか」と軌道修正できるので、診察を終えた患者が「相談したかったことが言えなかった」と悔やむこともなくなります。

逆に、「何を書いていいか分からない」という人もいます。そういう場合は、体調が安定していて差し当たり困ったことはないというパターンと、困り過ぎていてどこから聞けばいいのか分からないという両極端なパターンに分かれます。

前者のような診察は長期で通っている人によくあるパターンで、安定していることを確認して同じ薬を出すということが多く、こうしたケースでは相談したいことの欄が空欄になっていたり、「前回の続き」などと定型的に書かれています。

後者の場合でも、かなり困っていることが診察の開始時点で分かれば、私のほうもそれを前提にアプローチしていくことができます。

患者は、名前を呼ばれたら活動記録表と再診票を持って入室することになっています。私の脳内では、診察前に呼び出しておいたその人のアバターと、活動記録表と再診票の内容を掛け合わせて瞬時にアバターを更新し、その日の診察のアプローチを決めています。

・紙上再現：セカンドオピニオン外来

第1章で紹介したAさんが当院をセカンドオピニオン目的に初診された場合にどのよう

な展開になるか、紙上でリアルに再現します。特に担当医が「頭のなかで何を考えているか」についても詳述します。

《紹介状》

Aさん　41歳男性、会社員

主訴：朝起きられない、出勤できない

生活歴：弁護士の父、実業家の母の長男として生まれる。妹あり。有名大学卒業後、大手企業に新卒入社、同期のなかでも比較的早く課長に昇進。妻、長男（7歳）、長女（5歳）との4人暮らし

病歴：順調に昇進はしてきたが、新しいポストに就いたとたんにコロナ禍で前例のない対応を求められる日々が続いたことで心身ともに疲弊。2020年6月頃から集中力低下、食欲低下、体重低下、全身の倦怠感。同年8月に出勤困難となり欠勤が続き、両親の勧めで心療内科を受診。うつ病と診断された。毎日、昼前にようやく起き出すが、外出はおろか入浴もおっくう。終日ぼーっとテレビを見る生活が続く。

治療経過：休職が必要との診断書を発行し、自宅療養に。抗うつ薬を処方。効果が見ら

れないため副作用チェックのうえ増量するが効果なし。

両親の勧めもあり、カウンセリングを希望。9月から2週間に1回、臨床心理士による50分カウンセリングを受ける。「職場に申し訳ない」という罪悪感が強く、マイナス思考に対する認知行動療法とマインドフルネス瞑想のレーズンエクササイズを実施するが、こちらも効果が見られない。

・ボトルネックの当たりをつける

前医の紹介状からこれまでの経過をざっと確認した結果、前の病院ではAさんの回復を妨げているボトルネックの把握やその解消のための介入ができていないと考えました。確かに、昇進に加えて、コロナ禍での前例のない対応と繁忙という職場のストレスが、うつ病の発症の直接のきっかけであったことは間違いないようです。その職場環境に身を置いたままでは、うつ病は悪化の一途をたどります。つまり、その職場環境がボトルネックであり、そのストレスを取り除くための休職と自宅療養は妥当な介入だったと考えられます。

また重症度からいって、抗うつ薬の投与自体もスタンダードな治療です。

しかし、休職と投薬だけで良くなるほど患者の状態は単純ではありませんでした。

こうした職場のストレスは、患者がもともと抱えていた問題が表面化するきっかけになったに過ぎず、その背景には別のボトルネックが影響している可能性があります。そこまで踏み込んだ援助を提供しなければ、仮に短期的に症状が軽快してもすぐに再発するおそれがあります。Ａさんの場合、仮に休職と投薬で回復して復職しても、すぐ再休職となる可能性が高いでしょう。

紹介状には日々の生活の状況などは書かれていないので、まずは起床時間や就寝時間、日中どんなことをして過ごしているか、そのときの気分などについてＡさんに聞いていきます。そうすると、うつ病という診断自体は、確かに間違いないようです。問題は現在の治療や療養生活がＡさんに合っているのか、ということになります。この時点で、私の頭の中には、ざっくりと次のようなボトルネックの可能性が浮上しています。

ボトルネックとして考えられる１つ目は、「睡眠の問題」です。

Ａさんは、寝る時間が深夜３時頃ととても遅く、問診表にはほぼ毎日、アルコールを飲んでいることも書かれています。本人に聞くと、布団に入ると「職場に申し訳ない」という思いが頭をよぎり、なかなか寝つけないそうで、その分昼近くまで寝ているので、睡眠時間は確保できていると言っています。

念のため、若い頃からの睡眠習慣についても尋ねてみると、もともとロングスリーパーであり、学生時代以前は、最低でも8時間以上睡眠をとっていましたが、就職してからは忙しさから5〜6時間程度の睡眠しかとれていなかったようです。

若い頃や体調が良いときはこれでもなんとかなっていたのでしょうが、環境が変わったり激務を強いられるようになると睡眠不足がボディーブローのように心身をむしばんでいた可能性があります。療養生活に入ってからも、習慣化しているアルコール摂取が睡眠の質を落としており、これが回復を妨げる要因になっているとも考えられます。

ボトルネックとして考えられる可能性の2つ目は、「経済的な問題」です。何カ月も仕事を休めば、収入が途絶え、貯蓄を削っていくことになります。生活の基盤となる経済面で不安がある状況では、安心して療養に専念することができなくなります。

ただ、Aさんのように病気療養のために仕事を休んでいる会社員であれば、健康保険から「傷病手当金」として、休むまでに受け取っていた給与の6割程度の額が、最長1年6

カ月にわたって支払われます。

本来は勤務先の労務・人事がこうした情報提供をして、手当金の申請を促すものなのですが、こうしたことを怠る企業は意外と多いようで、制度について何も知らないという人が少なくありません。こうした場合は医師が情報提供し、不安をつぶしていくのも重要です。


3つ目は、「家庭環境」が挙げられます。Aさんには幼い子どもが二人います。長男は小学1年生、長女は幼稚園に通っているということなので、二人とも平日は午後の早い時間、おそらくAさんがようやく起きだした頃に帰宅すると考えられます。また、幼い兄妹は些細なことでけんかして家の中が大騒ぎになるので、それが連日となるとメンタルが弱っている患者にとっては相当なストレスで、イライラを募らせることになります。

また、Aさんは仕事はもちろん、家事もほとんどしていない状態ですから、妻からは「子どもの遊び相手ぐらいしてやって」と求められ、身の置きどころがなくなっている可能性もあります。

うつ病は落ち着いた環境で療養する必要がありますが、仕事を休むだけで良い療養環境が手に入るわけではありません。子どもなど家族の存在が療養を妨げているケースもあるため、状況が許すのであれば、しばらく実家に滞在する、あるいは週に何回か実家に泊まるなど子どもと離れて暮らすという選択肢も検討する必要があります。

4つ目は、「両親による過干渉」です。

紹介状によると、Aさんの受診のきっかけは両親の勧め、カウンセリングを受けるようになったのも両親の働きかけがあったようです。いわゆるエリート家庭に育ち、本人も有名大学を出て大企業に勤めています。幼い頃から教育熱心だった親がいまだに過干渉を続けて、それが本人の負担になっているという可能性は十分あります。

5つ目の可能性として挙げられるのが、「夫婦関係の悪化」です。

紹介状には特に、Aさんと妻との関係性については記載がありませんが、この点も可能性としては考えておく必要があります。専業主婦にとっては、夫がうつ病で仕事を休んでいるだけでも心配と不安でいっぱいになるわけですが、その状態で1日中、夫婦で顔を突き合わせていると、互いのイライラが募っていることは容易に想像できます。自宅の療養環境を整えるうえでもパートナーの理解と協力は重要です。

６つ目の可能性は、「職場の上司によるパワハラ」です。

Ａさんは春からの新しい職場での上司と折り合いが悪く、叱責を受けることも多かったようです。詳しいことはもう少し聞き取りをする必要がありますが、こうした状況があれば復職へのモチベーションを保つことができませんし、復職しても再発のリスクが高くなります。

心のどこかに、復職をしたあとの上司との関係性に懸念があれば、うつ病が治っていくことは、「またあの地獄に戻るのか」という恐怖を引き起こします。その意味では回復することがＡさんにとってはデメリットになり得るのです。それを無自覚にでも感じていると、回復が実際に滞ります。

こうした場合は、Ａさんの異動、あるいは上司への指導や異動といった措置を講ずることが、ボトルネックの解消につながります。Ａさんはただでさえ、職場に対する罪悪感にさいなまれているため、こうした申し出を職場にするのを躊躇する可能性は高いですが、Ａさんの認識を粘り強く修正し、職場に対してアクションを起こす必要があります。

７つ目は、「患者本人がうつ病を否認していたり、うつ病の診断にショックを受けている」

ということです。

精神科に通う患者のなかには、自分の診断に納得できていなかったり、精神疾患と診断されたこと自体に大きなショックを受けている人が一定数います。特にAさんのように、一見してこれまで順風満帆の人生を歩んできたように見えるタイプには、こうしたケースがよく見られます。こうなるとあらゆる療養が噛み合わず、何をやっても効果がないということになりかねません。精神疾患からの回復には、患者本人が自らの疾患を理解して受け入れ、療養に意欲をもって取り組むことがとても重要です。

8つ目は、「Aさんが発達障害である可能性」です。

目下、Aさんの困りごとの一つとして夜になかなか寝つけないという訴えがありますが、それが実は発達障害の一つであるADHD（注意欠陥多動性障害）の特性から説明できる場合があります。ADHDの方は、集中力が続かないため日中、ボーッとすることが多く、そのため、昼と夜のメリハリがつくれず、寝つきにくい、睡眠が浅い、長く寝ざるを得ないなど、睡眠に支障を来す場合があります。Aさんも実はそのような特性をもっていましたが、社会人以降、仕事が刺激となり日中に覚醒を保つことができ、夜は逆に気を失ったかのように寝ることができていた、ということが実情だったかもしれません。そのAさんが、休職して自宅療養に入った途端、元の質の悪い睡眠に戻ってしまった、というストーリーがあり得るのです。

この観点に立つと、Aさんが職場に適応できなかった理由としても、ADHDの特性を考慮する必要が出てきます。段取りが苦手で計画的にできないため仕事を抱え込んでしまっていた、あるいは、不注意ミスを防ぐため同僚よりダブルチェックにエネルギーを使い疲弊していた、などの実情が浮き彫りになる可能性があります。

9つ目のボトルネックの可能性として挙げられるのは、「ゲームに対するネガティブイメージや罪悪感」です。

Aさんは、ゲームをしているときだけはそれを忘れてゲームに熱中できると言います。おそらく本人は家族の手前、後ろめたさを感じているでしょうが、「今、現在に注目する」という意味では、まさにマインドフルな瞬間です。前医でカウンセリングを担当した臨床心理士はこの貴重な情報をスルーして、杓子定規にレーズンエクササイズから始めようとして不発に終わってしまいました。しかし本来は、このマイナス思考を忘れて目の前のゲームに集中できる瞬間を肯定し、活かしていくカウンセリングが、本来の対人援助の姿であるべきです。

・ボトルネックを探せ

ボトルネックの当たりをつけたあとは、実際にどれがボトルネックになっているのかを探っていきます。仮説の検証に入る、ともいえます。その作業を念頭に、また基本的な病歴を確認する意味でも、もう少し過去にさかのぼってAさんに話を聞いていきます。

彼の場合、職場の問題がうつ病を引き起こしていることは濃厚なので、今ほどではなくても、それに近い状況になったことはないか、よく思い出してみるよう患者に尋ねてみると、彼は新入社員の時期にも、なかなか適応できずに大きなストレスを感じて眠れなかったり、朝起きて出社するまでがとても苦しい時期があったということでした。

しかし、幸運にも彼の当時の上司がその状況を察知し、体調や仕事のボリュームに問題はないか頻繁に声を掛けてくれるようになったそうです。その頃からあまり複雑ではない仕事が回されるようになったとのことで、上司の配慮に対して申し訳なかったと彼は振り返ります。

この時点で、うつ病は今回が初めてではなく、軽度の抑うつ状態は過去にもあったということが推測できます。こうした情報はとても重要です。過去によく似た抑うつ状態にあったけれど、医療機関を受診することなく乗り越えられているということは、そこに患者の強みがある可能性があるからです。当時どのようにして回復していったかを慎重に振り返ることで、今回のうつ病を克服するヒントが得られることが期待できます。

治る見込みがないかのように絶望している彼の自信にもつながりますし、医師の脳内で生成される患者のアバターもこの作業を経ることでどんどん精緻化されていきます。

さらに、大学時代にさかのぼって聞いていくと、大学に入学した直後にも挫折感を味わった経験があるようです。彼は、子どもの頃から成績優秀でしたが、有名大学に進学したので、周囲には優秀な学生はごまんといて、初めて大きな劣等感を味わったといいます。何をやるにも気力がなくなって、朝も起きられず外に出られない状況になった時期があったことを思い出してくれました。

学生はこうした状況になって大学に行けなかったとしても、社会人のように直ちに大きな問題になるわけではありませんし、周囲も自分も「だらしない奴だな」「元気がないな」と思う程度で済むこともあります。当時の恋人がこうした劣等感を含めて受け入れ、認めてくれたことで、心の安らぎを得られたと言います。

心の支えとなってくれるパートナーの存在はそれだけで、精神的に大きな強みとなるのは言うまでもありませんが、現在のパートナーはそうではないというケースはよく見られます。初診では現在の奥さんとの関係まで深掘りする余裕はありませんが、再診以降のカウンセリングで扱う、あり得るボトルネックの一つとして、頭の片隅に置いておく必要があります。

このように20分ほど話を聞いたあと、私はAさんに医師に対して何か聞きたいことはないかと尋ねました。「この医者は話を聞いてくれそうだ」と患者が判断できるぐらいに話が進んでくると、患者はいちばん聞きたいことを質問してくれるようになるからです。特に、これまで別の病院に通っていた患者の場合、医者に聞きたいけれど聞けなかったことは、必ずあるものです。

するとAさんは、「……私、本当にうつ病なんでしょうか？」とポツリと言いました。

Aさんは、うつ病という診断を受けて休職し、周りからもそのように扱われてきましたが、ずっとこの納得できない思いを抱え続けていたのです。

ここで、前述した９つのボトルネックの可能性のなかで、７つ目に挙げた「うつ病の否認、ショック」が、最も大きな要素として浮上してきます。私の頭の中で描いていたアバターが、一気に立体化する瞬間でもあります。

そして、その背景には、もう一つのボトルネックとして両親の過干渉が影響している可能性もあると考え、Aさんに親子関係の話を振ってみましたが、あまり答えたがらない様子でした。「……確かに、ちょっと放っておいてほしいと思うことはありますね」とだけ答えてくれましたが、背負ってきた両親からのプレッシャーは想像できます。

Aさんは成績抜群の優等生だったので、両親から高い期待を受けて育ちました。その期待に応えようと努力し、偏差値の高い大学に合格し一流企業に入社しました。それなのに、突然うつ病を患って仕事ができなくなり、今になって両親をガッカリさせることになってしまったわけです。

人生で初めての大きな挫折が「うつ病」であることに、Aさんは大きなショックと罪悪感でいっぱいになっており、できれば別の、せめて身体の病気であってほしいといった思いにかられているかもしれません。

こうしたケースでは、まずはうつ病とはなんなのかということを説明し、理解してもらうことが不可欠です。Aさんはおそらく「うつ病＝心が弱い」といったイメージをもっており、うつ病という心身に生じた異常事態の実情を理解できていません。うつ病に正しいイメージをもって向き合うことは療養においてとても重要です。

・ボトルネックの解消①：うつ病の心理教育

患者に正しくうつ病と向き合ってもらうために、患者の目線に合わせて、分かりやすくその状況を伝えることは、精神医療に携わる者の基本的な役割だと私は考えています。当院では、うつ病を次のように自転車の例を用いて説明しています。

健康な人が「スイスイ運転できる自転車」の状態だとすると、うつ病の方は、「チェーンが外れた自転車」に例えることができます。チェーンが外れた自転車では、ペダルを踏む意思はあっても、そして実際に踏んでいても、自転車が動きません。うつ病とはまさにこのような状態に陥ることなのです。

自転車であれば、チェーンが外れていれば、走れないことは一目瞭然です。ですが、うつ病の場合、怠けている、あるいはどこか身体の病気ではないのかと、本人も周囲も思ってしまいがちです。

しかし、脳の中に、「自転車のチェーンがあり、そこが外れている」とイメージさせることは、うつ病からの回復を目指す患者本人にも、家族にもとても有益です。なぜなら、本人と家族が、今自分たちが何に取り組むべきかに対して、共通のイメージをもつことができるからです。原因は自転車をこぐ本人のやる気や身体的な問題にあるのではないし、本人が自分を責めることや、周囲が叱咤激励することにも、なんら建設的な効果がないことも理解しやすいからです。

どうやってチェーンをかけ直すのか。その原動力は「自己治癒力」というほかありません。ちょっとしたケガで出血しても数日経てば傷がなくなっているように、うつ病も自分で治す力があることを患者自身に理解してもらう。これを知ることが、チェーンをかけ直すための第一歩です。自己治癒力を発揮させるためには何をすればよいのか。総論的にまとめると、療養環境のなかに、自己治癒力を促進するものをたくさん用意し、それを阻害するものをできるだけ取り除いていく、ということになります。具体的な内容は、図表4のとおりです。

なんとか「外れたチェーンをかけ直す」ことができたら、このタイミングで多くの人が、「早

図表4　うつ病の療養生活で自己治癒力を促進・阻害するもの

内容	促　進	阻　害
睡眠	深い質の良い睡眠	不眠、浅眠、悪夢
食事	規則正しい食生活	不規則な食生活、過食、拒食
アルコール	原則断酒	飲酒（睡眠の質を悪化させる）
運動	適切なタイミングと運動量	不適切なタイミングと運動量
向精神薬	適切なタイミングと種類・量	不適切なタイミングと種類・量
経済状況	療養に専念することが保障される	療養に専念することが保障されない
対人関係	良好	不調
考え方	楽観的	悲観的
感情	適切に表現する	溜め込む
疼痛	体の痛みが和らぐ	体の痛みが続く
安心感	療養生活全体に安心感がある	療養生活全体が不安だらけ

く元のようにスイスイ自転車をこぎたい」と考えて、いきなり自転車にまたがってこぎ出そうとします。しかし、この段階で無理にペダルを踏むと、またすぐにチェーンが外れてしまうおそれがあるということも患者に伝えます。

せっかく自己治癒力で回復させた脳の機能がまた振り出しに戻ってしまい、一からやり直すことを余儀なくされてしまうからです。結局、焦ると余計に時間がかかることになるので、順調な回復を目指すなら、こうした無駄を回避することがポイントです。

とはいえ、実際にペダルを踏み始めないことには、本当にチェーンがかかっているか分からない、という現実もあります。ですから、療養はどの程度チェーンが回復しているかを、ペダルを踏んで確かめながら進める姿勢が不可欠です。

この場合、実際にペダルを踏むとは、「毎日の生活のなかで取るすべての行動」を意味します。まさに、毎日の生活そのものがリハビリといえます。

うつ病の症状が重いときは、顔を洗うことすらできないので、こうした状態のときに無理に入浴や散歩をすると症状が悪化する場合があります。これが「無理をしたためにチェーンがまた外れてしまった」状態で、入浴や散歩は、この時点では無理なペダルの踏み方だった、ということになります。

具体的には、次のような順番で、患者がペダルを踏み込んでいくように療養を進めることができれば理想です。

〈自宅内〉

更衣、食事を座位でとる、洗顔、入浴、座位の時間が長くなる、テレビ鑑賞、読書、洗濯機を回す、洗濯物を干す、皿洗いなど

〈自宅外〉
ごく短時間の散歩、買い物、人混みで時間を過ごす、復職デイケア参加（午後のみ）、復職デイケア参加（午前〜午後）、通勤訓練、リハビリ勤務、復職（残業なし）、就労継続（残業あり）など

このプロセスを丁寧にたどると、「チェーンが外れそう」という感覚に熟達できます。そうすると、実際に外れてしまう前に生活を修正し、外れることを防ぐことができるようになります。つまり再発が防止できる、ということです。この自転車の例であれば、うつ病から脱出したあとのイメージまでももってもらうことができます。

・ボトルネックの解消②：発症までのストーリーを伝える

診察時間の40分のうち30分以上が経過し、このセカンドオピニオン外来も佳境に入ります。Aさん自身の今までの生活を振り返った語りをもとに、担当医が専門性に基づいてボトルネックを見立て、そして、チェーンの外れた自転車の例でうつ病の心理教育を行うこと

で、Ａさんのアバターが、担当医の言葉を通じて、まるで診察室の空間に浮き上がるようなイメージを、Ａさんと共有できるのです。

Ａさんは、まるで自分の分身を自画像でも見るかのように、今チェーンが外れてしまった状態にあるが、実は学生時代や新入社員の頃にも外れかけたことがあったこと、そのときはなんとか医療機関にかかることなく自分でチェーンをかけ直すことができたが、その後20年にわたってチェーンが外れやすい状態で頑張ってきたこと、その背景には両親への思いが絡みついていること、このような状態であったことから常に違和感や生きづらさがあったこと、そしてついにチェーンが外れてしまったこの状態をうつ病ということ、しかし、自分を卑下したり責めたりする必要はなく、これからは自分でチェーンをかけ直すためにできることに取り組んでいけばよいことなどを、一連の自分史として、喉の詰まりが腹に落ちるように、自然に受け入れることができました。

ここでようやく治療のスタートラインに立てたことになります。また、再診以降もこうした自分史を振り返る機会を設けることは、症状が良くなっていることや前進していることを確認できる効果もあります。つまり、一回のセカンドオピニオン外来で担当医が立体ホログラムレベルのＡさんのアバターを生みだすだけですでに治療効果があり、かつ、今後の療養において共有できる財産を得たといえるのです。

例えば、このアバターのなかには、両親の価値観とは別の自分自身の価値観を今後いかに構成していくかというテーマが、適切に対処しなければ再発の引き金となるボトルネックとして描き込まれています。うつ病から完全に回復したあとも、カウンセリングを活用して、Aさん自身が人生のテーマとして取り組んで行くとよいでしょう。

・今日からできる具体的な診療上の提案

Aさんの最大のボトルネックは、自身のうつ病を受け入れられていないことでしたが、この診察でその「詰まり」がかなり解消されました。今のAさんなら、うつ病の治療を自分ごととして取り組むことができるはずです。

9つ挙げたボトルネックのなかで、次に取り組むべきものは、やはり1番目に挙げた「睡眠問題」です。一日のなかで大きな割合を占める睡眠のあり方は、どのような精神疾患であっても良くも悪くも大きな影響をもっているからです。

そこで担当医は、今後の具体的な取り組みとして、まず寝る前に飲んでいるアルコールをやめてもらうことを提案しました。睡眠薬を処方する手もありますが、まずはアルコールをやめることでどの程度睡眠の質や寝覚めの感覚が変わるかを見る必要があります。本人も、「別にたいして好きではないが、寝つきを良くするために飲んでいた」と言うので、断酒してもらうことにしました。

そして、当院に転医するかどうかの意思確認をします。患者に今後も診察に通いたいという意思があれば、次回予約を取ります。

当院の初診時の基本方針は、現状、飲んでいる薬に大きな問題がなければ、いったんそのまま内服を続けてもらいます。薬物治療以外の介入をしたうえで薬も変えると、症状に変化が現れたときに何が効いているのかが分からなくなるからです。前医から処方された薬を実は飲んでいないというケースにおいては、別の薬を処方することもあります。

そして、A4サイズの用紙1枚で1週間分、夜0時から24時間まで1時間刻みで記入できるようになっている「活動記録表」を渡し、その時間に何をしていて、自身はどんな状態にあったかを記入して次回の診察で提出してもらいます。

診察で、この1~2週間の様子を口頭で報告を受けても、全体的な散漫な印象か、直近の記憶に残っているエピソード程度しか情報を得ることができません。活動記録表を一緒に振り返りながらだと効率的に診察を進めることができます。また、記録をつけるだけで「誰かが見ている」という良い緊張感が生まれ、それだけで生活リズムが整う場合もあります。

Aさんの場合は、うつ病の受容が進んだことによる気持ちの変化や、断酒による睡眠の変化を活動記録表で追っていくことになります。

とはいえ、定型の活動記録表を定期的に記入することが難しい方もいるので、就寝時間と起床時間だけの記録でもよい、調子が悪い日はパスしてよい、アプリによる記録でも問題ないなど、フォーマットにはこだわらず、各自がやりやすい方法で取り組んでもらいます。

・再診外来での工夫

患者は自分が本当に治るのか、元の生活に戻れるかということを大変気にするので、ある程度展望を示すことも重要です。信頼できる医師に出会えればすぐに良くなると思う人も多く、疾患が治っていくプロセスと、患者が想像しているプロセスに乖離があることも少なくありません。また、抑うつ状態に苦しんだ期間が長いほど、回復にも時間がかかるので、必要以上に焦ることのないよう、おおまかな目途を示すことも必要です。

Aさんの場合、自宅で気分良く過ごせるようになることと、仕事に戻れることのハードルはかなり違うことも理解してもらう必要があります。自宅での生活がスムーズにできるまでに3～4カ月、そこから復職に向けたリハビリにも最速でも3カ月は必要と予想されるので、最低でも半年はじっくり療養していくことになることを理解してもらいます。具体的な先行きを示すことで不安を払拭し、前向きな気持ちを維持していく効果もあります。

また、うつ病の場合、複数の症状が同時に軽快するわけではなく、どんどん回復していく症状と、最後まで残る症状があります。例えば、日中はかなり気分良く過ごせるようになってきたけれど、朝はいつまで経っても苦しいという人はたくさんいます。

Aさんの場合でも、いずれ再診時に「朝の気分の落ち込みがいつになっても良くならない」という訴えが出てくる可能性があります。一番つらいと感じる症状がいつまでも治らないと、患者はなかなか希望を見いだしにくくなることもあります。

こうした場合、まずは治療が進んでいることにフォーカスし、ほかの症状が良くなっていることを改めて共有します。最後まで残る症状があるので、もう少し辛抱が必要であることを伝えます。そのうえで、必要であれば朝に飲む抗不安薬があることを伝えて、こうした薬の力も借りながら諦めずにゴールを目指せるよう伴走するのです。

ただ、これは必ずしも初診や再診の早い段階で必ず示さなければいけないものではありません。例えば、初診時のAさんのように、うつ病の受容が十分にできていない状態で伝えても響きませんし、こうした状態の患者から質問されることもまずないからです。治療に向けて前向きな気持ちをもつことができ、ある程度治療が進んだ段階で伝えても遅くはないでしょう。

回復のパターンを説明して患者のモチベーションを維持していくほか、回復が進み復職が視野に入ってきた場合はそれに向けた具体的な準備をしていきます。職場に復職プログラムはあるかどうか、職場で以前にメンタルヘルスの問題で休職した人がいるかどうか、上司や同僚のメンタルヘルスへの理解はどの程度あるかといったことは、復職のハードルの高さに大きく影響してくるので重要な情報です。本人が直接会社に問い合わせるのが難しい場合は、パートナーなど家族に協力を仰いだり、復職デイケアのスタッフから確認してもらう場合もあります。

また、健康保険の傷病手当金などの経済状況をサポートする情報について、患者が知っているかどうか、実行できているかどうかの確認も忘れずに行う必要があります。

ボトルネックは推移していく

ボトルネックは初診時に発見したものを解決できれば、それで終わりというわけではありません。治療が進んでくると、これまではクローズアップされなかった新しい課題が浮上してくるものです。

Aさんのケースであれば、うつ病を受容し、前向きに治療に向き合う姿勢ができ、断酒できたところで第1ステップをクリアできたといえますが、その次のステップに進むためにはまた別のボトルネックを解消していく必要があります。医師は診察のたびにアバターを更新し、次のボトルネックを発見し、解消のための介入をしていく作業が求められます。

例えば、活動記録表を見て、これまで見落としてきた、あるいは重視してこなかったボトルネックが浮上していないかをチェックします。メモ欄に、「妻に叱られた子どもがなかなか泣き止まなくてイライラした」という記述があったとしたら、こうしたことがボトルネックになっていないかを確認する必要があります。アルコールをやめて、生活リズムを整えて睡眠の質を上げても、日中にイライラさせられることが多過ぎると療養も進みにくくなります。

本人にとってはそれが当たり前の環境なのでそれが問題であるとは感じていないことも多いのですが、もし実家に身を寄せることが週に1日でも可能なのであれば、こうした選択肢も取ってもらう提案も行います。Aさんの場合、子どもはそこまで小さいわけではありませんが、例えば泣いてばかりの赤ちゃんがいてその影響が非常に強い場合であれば、入院によって静かな療養環境を確保する、という選択肢もあり得るわけです。

また、患者はどうしてもつらいと感じることばかり気になるものですし、再診票に書いてくるのもつらい症状を訴えるものばかりです。療養が進んで良くなっているところが増えてきても、それには気がついていないことも多いので、医師が注意深くこうした改善しているポイントを発見して本人に自覚を促す必要があります。つまり、プラスの要素が認識できないマイナス思考が、ボトルネックとして浮上するのです。

例えば、行動記録表を見ると「今朝はいつもより気分が良い」とか、「前日にアルコールを飲まなかった日のほうが起きやすい」といったメモが残されていれば、そこは見逃さずに患者に自覚を促します。小さな一歩であっても、着実に前進していることが分かると、治療のモチベーションが維持しやすくなります。

療養が長期化すると、モチベーションの低下というボトルネックが出てきますが、それへの対策にもなるのです。

復職が視野に入ってくれば、デイケアと連携して復職リハビリをスタートします。スムーズな復職を目指すという目的はもちろんですが、復職してから再発を防止するため、職場で出現するかもしれないボトルネックの芽を見つけておくことも重要な目的です。デイケアのスタッフと綿密に連携し、作業をこなす力、集中力、コミュニケーション力がどの程度回復しているかだけでなく、回復後に再発につながる行動特性が見られないか、慎重に観察し情報を共有して、提供する援助の内容を更新していきます。

例えばＡさんの場合、当初ボトルネックの可能性として浮上していたＡＤＨＤの特性が、この段階で発見されることはあり得ます。自分がこなせる仕事量を正確に見積もることができない、あるいはうまくコミュニケーションができないために、過剰な仕事量を抱えてしまうといった問題が浮上してくるわけです。そうなれば、ＡＤＨＤの可能性という問題に対して、改めて初診時のようなアプローチを繰り返していきます。

主訴とニーズに応えられているか

医師をはじめとする医療従事者は対人援助職である以上、患者の主訴とニーズを的確に把握し、それに応えていく必要があります。患者の主訴とニーズが、医師が必要と考える援助の内容と自然と合致していればよいのですが、そのままで嚙み合わない場合も多く、その際は配慮が必要です。

主訴とは、患者が自覚している困りごとのなかで最重要のものですが、医師の立場からすると、その主訴がどちらかというと取るに足りないものと感じられる場合があります。逆に医師は、患者が無自覚な症状のなかに、より注目すべきものがあると感じる場合が多いのです。このギャップを埋める努力を怠ると、患者としてみれば、一番困っていることに応えてくれていない、という不満を抱くことになります。このギャップを埋めるには、生成した患者のアバターのなかに、患者の主訴をしっかりと組み入れることが必要です。

例えば、主訴は「心臓がドキドキする」ですが、病状の本体は、典型的なうつ病である場合、医師は、食欲低下や不眠の症状を中心にアバターを生成していきます。しかし、その最後に、「うつ病の症状が心身の負担となり、交感神経系が興奮し、二次的に、動悸という症状が発生している」というストーリーを、アバターに追加し、かつ、それを患者に分かりやすく説明する配慮が必要なのです。そして、そのうつ病を治療すれば、「心臓がドキドキする」という症状も治まっていくだろう、という見通しを伝えるのです。すると患者は、主訴をしっかり扱ってくれているという安心感を得られるのです。

ニーズとは、精神医療の場合、患者が抱えている心身の健康上のダメージの回復、といってよいでしょう。患者の立場からすれば、主訴の解消です。しかし、ここでもギャップが生じる可能性が出てきます。医師がベストな解決策だと提案したことが、患者の希望に添わない場合、あるいは患者が現実的にそれを実行できない場合です。この状況では、ニーズに応えるとは、患者に許されている条件に応える、という意味と同じになります。

例えば、本来は入院が望ましいが、外来通院を希望する場合や、本来は休職が望ましいが勤務を継続せざるを得ない場合、あるいは、投薬が必要だが薬は副作用が強くて使えない場合などです。あるいは、2週間に1度の通院は難しいから1カ月に1度にしてほしいとか、1日2回も薬を飲むのは大変だから1回にしたいといった場合もあるでしょう。

なかには実現不可能と思えるニーズもあるのですが、それでもそれを無視して医療を行う側の理屈だけで話を進めてしまえば、それは適切な援助とはいえません。医療を行う側が考えるストーリーと、患者が求めていることをなんとかつなぎ合わせて、新しい提案につなげていく必要があるわけです。先ほどの通院間隔の例では、4週間では不安が残る医療側の理由を理解してもらうか、4週間に1度でも成り立つ工夫を患者と一緒に考えることになります。

時間内に診察を収めるコツ

再診票の「相談したいこと」の欄は2つまでと記載していますが、3つ以上の相談ごとを書いてくる患者も多いです。その場合、最も重要な相談ごとを一つ終えてある程度患者が満足した時点で、3つ目以降は次回にしましょうね、と事前にさばいておくケースもありますし、実際に時間切れが見えてきた時点で、これとこれは次回にお話ししましょう、と伝える場合もあります。患者が相談したい3つ目以降の内容に、医師が時間がないからといって、まったく触れなければ、忘れているのだろうかと不安になったり、軽視しているのだろうかと不満を抱いてしまうものです。

いずれにしても、最後の1分ぐらいになると、質問を広げるのはやめて、その日のまとめに入ります。ここまでのセッションで分かったこと、これからやっていくべきことを総括し、次回に相談する内容も確認します。次回予約の希望日も再診票に書かれているので、そのまま次回予約を取り、改めてその日の処方を確認します。ここまで行い、「では今日は以上です。お大事に」と締めます。

なかには話し足りない様子の患者もいます。こうした人に不満をもたせないコツは、「次の患者さんがいるから」とか「私は忙しいから」という、医師側からの理由で診察が終わるような印象を与えないことです。

現実には、次の患者が待っているという理由にほかならないわけですが、診察の場ではそれを感じさせないようにします。具体的には、医師がイラついた空気を漂わせず、まるで、医師と患者が一緒に観ていた演劇の幕が下りてきて、「時間が来てしまいましたね。あなたも残念だと思いますが、私も残念です」という空気を漂わせるのです。

また、終わらせ方に技術を要するのは主に10分枠と20分枠の患者であり、40分枠以上になるとあまり心配はいらなくなります。人は40分も自分のことを相談し続ければ、ある程度の疲労と満足を感じるので、十分なセッションができていれば患者はそれ以上話したがるということは少ないからです。

長期的に症状が改善しない患者への対人援助

精神科ユーザーは、完治が見込める人ばかりではないことは、多くの精神科医が感じているはずです。うつ病であっても、職場環境が悪いことが原因で発症した人なら異動だけで治ることもありますが、発症につながった環境から抜け出せないような人は、うつ病のない人生を送ることが難しいケースもあります。

例えば、産後うつになった女性が、2人目、3人目と次々に出産してしまうようなパターンでは、1人目の産後うつが治りきらないうちに次の出産を迎えて、さらに厳しい状況に置かれることになります。日々の育児だけで疲弊しているところに、経済的な理由でパートに出始めたり、社会的な要請でPTAや地域活動を始めたりもするので、すぐには解消できないボトルネックがどんどん積み上がっていくこともあります。

こうした場合、本来なら根本的な負担を減らすか、完璧主義を捨てて手抜きや息抜きをしながら省エネでやっていくことを患者に身につけてもらわないと、症状の改善は難しいものです。本当は全部やめてしまい、３カ月ほど入院すれば良くなるのでしょうが、また元の生活に戻れば同じ状態になってしまいます。

患者本人も諦めていて、「治す」というニーズをもっていないことも少なくありません。その人なりの非常にゆっくりとしたペースで治っていくこともあれば、もう生きているだけで精いっぱいの状態で「一緒に治しましょう」という姿勢で接するとそれがプレッシャーに感じてしまう場合もあります。

こうした患者に対しては、精神科医が力になれることがあまりないため、多くの精神科では「同じお薬を出しておきますね」という対応になっているのです。こうした患者の診察を短く終わらせて、その分をほかの患者の時間に充てているような状況では、このような患者は経営効率の観点では〝おいしい〟患者になっているかもしれません。

しかしこのタイプの患者にとって、精神科医は自分の病気に対する十分な理解と知識をもったうえで話を聞いてくれる唯一の存在で、最後の一人かもしれません。専門知識をもたない人には気づかないような小さな変化を見つけてくれたり、精神疾患という目に見えない荷物を背負って頑張っていることを認めてくれる存在でもあります。臨床心理学では、このような存在をウィットネス（witness：目撃者、立会人、証人）と呼びます。

精神科医はこうした人たちのウィットネスとなることで、その人の人生に関わっていくことが、提供するべき対人援助の一つとなります。当院ではこうした患者の多くは、予約料を必要としない10分枠を利用します。その10分を最大限活用して、その人が一生懸命生きていることを認め、たとえ目に見える治療効果が期待できなくても、診察室を出てからの毎日を生きていくためのサポートをする。これも精神医療の重要な役割です。

対人援助のスキルを身につけるために必要なこと

当院の診療モデルは、予約診療のスキームや診療前の準備など、他院でもすぐに始められることは多くありますが、ぜひ注意を喚起したい点は、この診療モデルが医師の対人援助スキルに依存しており、それがなければ成立しないモデルだということです。十分な診察時間と治療成果で患者の満足度を向上させると同時に、医師や病院スタッフのワークライフバランスとクリニック経営の安定を実現させるためには、医師個人の対人援助スキルを大幅に向上させる必要があります。

具体的には、立体ホログラムレベルのアバターが出来上がるほどに患者の心身の状況を把握し、疾患を引き起こす要因となっているボトルネックを見いだし、その解消のための介入ができるスキルです。

このスキルを獲得するためには、やはりそのための臨床経験を積むことが不可欠です。現状の精神医療は投薬と診断書の発行ができればそれで成り立ってしまいますが、これを何年続けても対人援助スキルは身につきません。通常の保険診療とは別に、かつての私のように完全自費のカウンセリングを提供し、最低250時間はトレーニングを重ねる必要があると考えます。

意欲のある医師が、1回1回のセッションの中身を振り返りながらこれだけの経験を積めば、保険診療と予約料を組み合わせる20分や40分の診察と、保険のみの10分間の診察で患者が必要とする援助を提供する素地ができるのです。

自費のカウンセリングは高価ですから、「役に立たない」と判断すれば、患者はすぐに来なくなります。患者はまずはある程度時間をかけて話を聞いてほしいと思ってはいますが、当然ながらそれだけで症状が良くなる保証はありません。

目的はあくまでも、限られた時間でボトルネックを探しだし、それを解消するための介人なので、医師は非常にシビアな評価の場に置かれることになります。

私が勤務医をしつつ自費のカウンセリングオフィスを運営していた当時は、すべてのセッションに対するサマリーを作成し、それが適切だったか、どのような成果を期待して、実際はどうであったかを時間をかけて振り返り、まとめる作業をしながら自ら学んでいました。また、自らが精神科ユーザーであった経験や、ダンスムーブメントセラピーの指導者から対人援助の技術を学んだことも、そこに活かされています。

第4章

地域との連携で
精神科ユーザーの自立を支援し、
誰もが輝く社会を目指す

三方よしの診療モデルを実践できる医師像とは

当院の診療モデルは、「5分診療モデル」に比べれば収益性は劣りますが、患者も医師も経営も「三方よし」の仕組みと自負しています。現在の精神医療のあり方に問題意識をもっており、当院の診療モデルに興味をもつ医師の方に実践してもらうことで、一人でも多くの患者に当診療モデルで行う医療を届け、高品質の精神医療を広げたいという思いがあります。

しかし、このモデルで行う医療は、精神科専門医の資格を持つ人なら誰でもできる、というものではなく、実践する人を選ぶ医療であるという現実もあります。

当診療モデルを実践できる医師がもつ資質として最も重要なのは、精神医療に対する現状認識です。「現在の日本の精神医療は対人援助としては劣悪で、患者のニーズを満たしておらず、改善の余地がある」と考えている医師であることが絶対条件となります。

すでに解説してきたとおり、現状では患者の症状をざっくり聞いて診断名をつけて、診断書を書いて薬を処方するだけでも、成立してしまっています。結果として患者が必要とする援助を提供できていなくても、5分診療が温存され続けているのです。

その理由の一つは、5分で診察を終えてしまうような状況が続くほど、病院経営上は有利になるので、それで特に問題を感じていない医師が多いからでしょう。収益最優先で、「それでいいじゃないか」と考える医師にとっては、当診療モデルにおける診療プロセスはただただ面倒に感じるだけです。もう一つ考えられる理由として、医師は、医療以外のサービス業の経験が乏しい、というキャリア上の要因が挙げられます。自分が提供している精神医療がいかに顧客（患者）のニーズに応えられていないかについて自省するセンスに乏しく、業界としての自浄作用が働かないのです。

ただ、5分診療モデルは今は成立していても、将来的にニーズがあり続けるかどうかは疑問です。当院の診療モデルや、志を同じくする類似の診療モデルが広まり、精神科ユーザーの潜在的なニーズに応えられるようになれば、自ずとビジネスの道理として5分診療モデルは淘汰されていくでしょう。

つまり、精神科医も対人援助職である以上は、適切な対人援助を提供するスキルをもち合わせている必要があるというごく当たり前の問題意識をもっている人に、ぜひ当院で行っている診療モデルを知っていただきたいと考えています。また、本書には「精神科に興味はあるが、5分診療みたいな面白くない臨床はやる気が起きない」と他科に進もうと考えている至極健全な医学生に対しても、「精神科も捨てたものではない」というメッセージが込められているのです。

一方、「ボランティアモデル」の限界に問題意識を感じながら、毎日神経をすり減らしている現役精神科医に対しては、当診療モデルを強くお勧めします。日々の診療の満足感を高め、徒労感やストレスを減らし、労働時間も短縮できる効果が期待できるからです。

保険診療の範囲内で対人援助の訓練は可能か

このモデルに興味をもった人のなかには、すでに精神科医としてのキャリアを積んでいる人であれば、わざわざ休みの日に自費診療のカウンセリングをしなくてもよいのではないか、と考える人もいるかもしれません。例えば、現在診療を行っている医師であれば、当院の診療モデルである予約診療を導入し、予約料を収めた患者に20分や40分の診察を提供し、予約料なしの患者には10分の診察を提供するという形です。

結論を言えば、これは非常に難しいと考えます。心理カウンセリングの十分なトレーニングを経ずに、いきなり予約料を取って40分や20分の診察を始めても、それだけで適切な援助を提供できる保証がないからです。漫然と診察時間だけを延ばしても、患者側からすれば「追加で予約料を払ってしっかり話を聞いてもらったけれど、なんだか雑談みたいな話で終わっちゃったな」といった印象をもつ結果となり、誰も次回以降、予約料を支払わなくなる懸念が強くなります。

そうなれば次回診察からは予約料が不要な10分診察にしようと考える患者が増えて、20分以上の診察でのカウンセリング経験を積む機会が失われてしまいます。これでは、経験とスキルを獲得するにはむしろマイナスです。

しかも、当診療モデルの診療枠で最も高い技量を必要とするのは10分診察です。これは、まず50分間の心理カウンセリングで成果を上げられるようになってから、40分、20分とそれを短縮していくプロセスを経てようやくたどり着けるゴールだからです。

技量の不足している精神科医の10分診察を受ける患者側から見れば、待ち時間が少ないといったメリットはあるでしょうが、肝心の成果については、「5分診察の先生よりは丁寧かな」と感じる程度の違いしかなく、満足や症状の軽減などは実感しにくいのです。

そのようなカウンセリングの技量が不足している精神科医でも、50分の時間をかければ必要な話を聞き取り、アバターを作りこんで、患者自身が満足できる気づきや援助を提供することがある程度可能になってくるわけです。

例えば、過去の出来事が現在の心理状態に大きな影響を与えていると考えられる場合、患者と一緒に「過去」という海に潜っていく必要があります。そして、ある程度の深度に到達し、その患者のボトルネックを発見するカギとなる探し物を見つけられれば、それを持って一緒に浮上していくのです。そして、その探し物がいったい何なのか、それが今の患者にどのような影響を与えているのかについて一緒に探ったうえで、これから何を目指してどう行動していくかを共有します。そこまでのプロセスを踏んで初めて、カウンセリングは成果をもたらし、患者は満足できるのです。

時間をかけて話を聞いていくと、患者がある時点から集中力や感覚が研ぎ澄まされるゾーンのような状態に突入し、探し物を見つけやすくなる瞬間があります。そこまでには、例えば10メートル潜ればたどり着ける患者もいれば、50メートル以上も潜っていかないと到達できない患者もいます。どこまで深く潜らなければならないかは、患者にもよりますし、医師との関係性や医師のスキルによっても大きく異なります。

経験の少ない医師ほど、探し物にたどり着くためには時間が必要です。何も収穫がないまま時間切れになってしまうことが続けば、患者からの予約のキャンセルという形の代償を余儀なくされます。

カウンセリングを継続することで、次回以降のセッションでまた別の問題が浮上してくるということもありますが、一度こうした作業をともに行っていれば医師と患者の関係性もできてくるので、より早く探し物にたどり着けるようになります。

カウンセリングの精度を上げていくには十分な時間を確保したうえで、さまざまなケースに対応し、その都度振り返っては次回にフィードバックする訓練を繰り返しながら、同じ成果を40分、あるいは20分で実現できるようになるまでトレーニングしていきます。最も難易度の高い10分診療は、こうしたトレーニングの積み重ねのうえでしか成り立たないのです。

精神科ユーザーを取り巻く地域リソースの役割は大きい

日本に限った話ではありませんが、精神疾患の患者を治療したり、自立や社会復帰を促すという考え方は比較的最近になってから主流となった考え方であり、歴史を振り返ると精神疾患の患者は長い間、監禁や隔離に近い形で社会から引き離されてきました。

日本では、1950年に制定された精神衛生法でようやく私宅監置が禁止されましたが、精神病院への入院を強制できる仕組みが創設されたこともあって精神病院の設立が相次ぎ、病床数が急増しました。

その後、長きにわたって入院患者が増えていきましたが、看護師が入院患者をリンチして死亡させるという「宇都宮病院事件（1984年）」などの不祥事が続いたことをきっかけに、1987年に精神保健法に改正されました。精神保健法では、精神障害者の人権を守り、自立と社会経済活動への参加促進がうたわれたほか、デイケアなどの地域医療の取り組みも盛り込まれた点が画期的だったといえます。そして2004年には厚生労働省が、「入院医療中心から地域生活中心へ」とうたう精神保健医療福祉の改革ビジョンが示されました。

入院一辺倒を脱し、精神疾患の患者を地域医療でケアしていくという考え方は欧米では一足先に主流になっていましたが、こうした経緯を経てようやく日本でも、自宅で過ごして通院しながら社会のサポートを受けるという方向に変わってきたことはご承知のとおりです。

精神疾患の患者が最終的に目指すゴールは、その疾患を治すことだけではなく、自立と社会復帰であるということは援助者の共通認識です。自宅で過ごす患者が社会とつながりをもちながら、自立して生きていくというゴールにたどり着くまでの道のりは長く、精神科医だけでサポートするには限界があります。精神科デイケアやナイトケア、訪問看護、調剤薬局、就労移行支援事業所、そして地域活動支援センターなど、さまざまな地域の医療福祉を支えるリソースが協力してサポートしていくことが不可欠です。

デイケアは、社会生活機能の回復を目的としたプログラムを設計・提供し、グループごとに治療する施設で、居場所としての役割もあります。家に閉じこもりがちな人も、デイケアを利用することで適度な刺激を得られ、再発予防や回復促進の効果が期待できます。たとえ週に1度でも出かける場所があって、人と触れ合ったり、リハビリができればそのメリットは非常に大きく、再入院の回避にもつながります。

同様の目的と内容で、ナイトケアやデイ&ナイトケア、ショートケアがあり、いずれも健康保険が適用されます。施設によりますが、医師や看護師、精神保健福祉士、作業療法士、臨床心理士などが常駐しています。

訪問看護は、看護師や精神保健福祉士、作業療法士などの有資格者が定期的に自宅を訪問し、困りごとの相談に乗ったり、服薬支援、生活上のアドバイスなどの援助が提供される仕組みです。病状が悪化した際の早期発見にもつながります。こちらも健康保険が利用できます。

就労移行支援事業所は、就職を希望する人がそのためのサポートを受けられる施設です。一般企業への就職が難しい人には、働く場を提供する就労継続支援事業所もあります。

精神科ユーザーは、病状のため運動不足になったり、精神科の薬剤の副作用で体重が増加したりするなど、生活習慣病を合併するリスクが高い傾向があります。また、女性の場合、月経周期や女性ホルモンのバランスが精神症状に与える影響が大きくなります。よって時に、内科や産婦人科としっかり連携をとる必要が生じてきます。

また、調剤薬局では、日々発行する処方箋について薬剤師の立場からダブルチェックを行い、疑問がある場合は、疑義照会という形で連絡をとってくれます。

こうした施設で働いて患者と接する機会の多いさまざまな職能をもつ地域スタッフが、主治医と綿密に連携してこそ、地域の精神医療は高い効果を発揮します。

医師と地域スタッフの連携の重要性

地域リソースを利用する患者は大きく3つのパターンに分けられます。1つ目が、担当医だけでなく地域リソースが積極的に介入しなければ再入院が必要となる可能性が高いハイリスク群です。

2つ目が、入院リスクは高くはないけれど、サポートを怠ると引きこもりがちになったり生活リズムが崩れたりして病状が悪化するリスクが高く、デイケアなどで外出の機会と社会参加を目指すリハビリを必要とする層です。

そして3つ目が、これまで精神疾患とは無縁だったのに、突然うつ病になって仕事を辞めたり休んだりしている層です。このグループは、診察室での様子や本人の話からは十分回復しているように見えても、いざ職場に戻ると数週間ももたずに再発する、というケースが非常に多くあります。復職に特化した慎重なサポートが必要で、担当医と地域リソースのスタッフとのより密な連携が重要になります。

例えば、1つ目のグループ、ハイリスク群の患者の場合、慢性期であれば外来は4週に1度ということも一般的ですが、その間に急に病状が悪化することも少なくありません。

こうした場合、外来と外来の間に1回でも2回でもいいので訪問看護が入れば、再入院になる前に担当医に連絡して受診を促すことができます。また、家族の代わりに服薬を指導して、本人が飲みやすいよう薬をセットしておくといったサポートもできるので、それだけでも再入院を食い止める効果は期待できます。

ほかにも、日中の6時間程度を過ごすデイケアは、診察室ではうかがい知ることができない日常の様子をスタッフが観察できます。例えば、「デイケアに来ても眠そうにしている」と担当医に連絡があると、睡眠薬や眠気を引き起こす副作用がある薬が効き過ぎているのかもしれないと推測できます。医師が薬を調整することで回復が進み、早期の社会復帰が期待できます。こうしたことは必ずしも外来で本人が申告してくれるとは限らないため、地域スタッフからの報告が重要な役割を担うことになります。

また、精神科の患者は薬の量が多く、依存しがちにもなるので、調剤薬局も重要な存在です。漫然と処方されているけれど実はもう飲んでいない頓服があったり、薬の飲み方に対する疑問や不安を抱えていたり、診察のときに医師に薬の相談をしようと思っていたのに言い忘れてしまった、という患者は多いので、こうした点をきめ細かくサポートしてくれることが期待されます。

医師が診察室で患者と会うのは多くても週に1回、頻度が少ない患者であれば3カ月に1回程度ですから、そこから取得できる情報はかなり限定されてしまいます。日中の様子を見てくれるデイケアのスタッフや、自宅での様子を見てくれる訪問看護師にしか気づけないことはたくさんあります。そこで得られる情報は適切な医療を適切なタイミングで提供し、患者の早期の自立と社会復帰を促すうえでは欠かせない力となります。

多くの精神科医は、地域リソースと連携する余裕がない

私自身はこのような考えから地域リソースとの連携を重視し、地域スタッフに積極的な情報提供を求め、連絡を密にしています。しかし残念ながら、こうした姿勢の医師は少数派であるようです。その背景には、こうした連携の効果を体感している医師が多くないことと、重要性を認識していてもそのコミュニケーションが煩雑なうえ、診療報酬という観

点での医師側のメリットが少ないことが挙げられます。

厚生労働省は「かかりつけ医」の仕組みを推進しており、かかりつけ医の機能には、健康保険でもさまざまな評価が新設され、今後はほかの機関との情報共有や連携に対しても点数が加算されていくことが期待されています。

しかし、精神医療の分野では、病院とほかの地域リソースとの連携に対する評価は非常に低いと言わざるを得ません。最初に紹介状を書く際だけは保険点数を算定できますが、その後の情報提供・共有に対しては、何も評価がされません。点数が算定されない仕事はどうしても後回しになり、結局やらないことが当たり前になってしまいます。

連携が手薄になると、ケアの質が低下する

主治医と地域リソースの連携が手薄になると、連携することのメリットが失われるだけではなく、地域スタッフのモチベーションの低下という大きなデメリットを引き起こします。

デイケアで眠そうにしている患者を例に見ると、本来はこうした様子をスタッフが主治医に連絡して、適切な処置をとってもらうことが理想です。しかし、医師側がこうした連

絡を受けても迷惑そうに対応したり、対処を怠るとどうなるでしょうか。その患者はいつまで経っても日中の眠気が収まらないため、リハビリが思うように進まず、回復や社会復帰が遅れます。

患者がどんなに困っていたとしても、当然ながら医師の資格をもたないスタッフが「主治医に内緒で薬を減らしたら？」というアドバイスをすることは難しいです。スタッフは目の前の患者に対して何もしてあげることができず、無力感が募りますし、自身にできるサポートが限定されていると感じるほど、患者に対しての関心も薄れていきます。

さらに、デイケアは一定の時間、利用者にスタッフがついて特定のリハビリを行うことで、保険点数が算定される仕組みです。患者のリハビリがどの程度進展したかとか、社会復帰できたかどうかといった結果はいっさい評価されず、基準さえ満たしていればいいことになります。結果として、効果的な援助にならなくても、基準を満たすスタッフが決められた仕事をして、何ごともなく時間が過ぎればそれでいい、という事なかれ主義的な考えに陥りやすい構造になっています。

本来こうした医療や福祉に関わる人たちは、社会や人の役に立ちたいという思いでその職を選んだ人がほとんどです。しかし、リーダーの役割が期待されている肝心の医師が無関心では、当然ながら彼らのモチベーションが損なわれます。こうしたプロセスを経て、意欲に燃えていたスタッフが、与えられた仕事を淡々とこなすだけのスタッフに転落してしまうこともあります。結果として、患者の回復も遅れ、患者は不利益を被り、国の医療費が膨張するという社会的な悪循環も生みだしてしまいます。

復職リハビリにも、医師と地域スタッフの連携が不可欠

患者の増加が社会問題化しているうつ病ですが、その患者が復職を目指す場合のサポートも、医療現場だけでは完結できません。職場という存在が非常に大きな要素としてあるので、職場との情報共有が不可欠だからです。現実として、担当医は患者の職場の上司などと直接話したりする時間的余裕がないので、多くの場合デイケアのスタッフがそれを担います。有能なスタッフであれば、職場の受け入れ態勢はどの程度か、慣らし勤務はどの程度可能か、その期間の給与はどうなるかといった細かいことを職場の担当者と打ち合わせし、担当医に情報共有してくれます。

職場の受け入れ態勢によって、医師が下す復職時期の判断はまったく違ってきますし、

慣らし勤務の詳細が分かれば、それにスムースに接続できるようにデイケアのプログラムを組み直すことができます。当院でも、デイケアのスタッフから連絡を受けると、最適な復職時期はいつ頃か、どんな準備やプログラムが効果的かといったことについて、作戦会議のような話し合いをしています。

うつ病で休職している患者の場合、診察室では十分回復しているように見えても、復職した途端に再発するケースは非常に多いので、復職時期には慎重な判断が必要です。そのためにも、担当医と復職デイケアは連携ができていることが理想で、それによって復職の成功率は大きく変わってきます。

しかし現実には、担当医と復職デイケアのスタッフ双方が、連携に積極的なケースはあまり多くはありません。まず、担当医が面倒に思うケースが多くある一方、スタッフには「この患者はこれ以上良くなる余地があるのか、どのあたりの状態を落としどころと考えればいいのか」といった医学的観点からの判断ができず、その人の最適なタイミングを計ることが難しいのです。そうなると、最終的には復職の期限が来た時点で機械的に職場復帰することになってしまいます。

熟練したスタッフであれば、だいたいこうした予想はつくものです。「本当はもう少し休んだほうがいいのに」「医師が休職期間を延ばすための診断書を書いてくれればいいのに」と思っていても、医師が聞く耳をもたなければ意味がありません。結局、スタッフが予想したとおり、うつ病が再発し、患者本人が抱える困難が増幅してしまう結果になるのです。

また、あまり多くはありませんが、医師に連携の意欲はあっても、リハビリ施設の担当者にこうした意欲が乏しい場合もあります。この場合は、医師側が働きかければ、スタッフの意識が変わることは多いので、大きな問題にはなりにくいと考えます。

私自身も、初めてつながる施設に対してはそのようにお願いをしていますが、こうした要望を伝えている医師は珍しいようで驚かれます。最初はおっかなびっくりでも、医師が患者の状況に関心をもち、スタッフが迷った場合に相談できる存在となることで、スタッフは安心できます。そして、それまではあまり気にとめていなかった患者の様子にも気がつくようになってくれ、意欲的に情報を共有してくれたり、意見を言ってくれるようになるのです。また、医師と情報共有したスタッフが、さらに別の職種のスタッフとも連携してくれることもあり、頼もしい限りです。

ところで、近隣に利用できる施設がないなどの事情で、復職デイケアを利用しないまま、復職を目指さざるを得ない場合もあります。そうなると医師本人が職場と連絡を取らざるを得ません。私も経験がありますが、これはなかなか大変な仕事ですし、診療報酬の対象にもなりません。多くの医師は「そこまでできない」と、患者とその家族に職場との連絡を任せることになります。

医師と地域スタッフとの情報共有の方法

実際に当院の診療モデルにおいて、医師と地域スタッフのコミュニケーションのベースとなっているのは、最初に患者を施設に紹介する際の紹介状です。書類に打ち出して郵送するという手間がかかるのですが、これは唯一診療報酬が獲得できる作業でもあるので規定どおりに行っています。

その後のコミュニケーションは、基本的には電話です。地域スタッフとのアポイントを当院受付から取ってもらい、約束した日時に電話でやり取りを行います。会話ができるので最も意思疎通がしやすい方法ではあるのですが、医師は日中、診察がギッシリ入っていますから、なかなか予定が合わないというデメリットがあります。

もちろん、メールでもコミュニケーションを図ることもありますが、やりとりしている情報は患者の個人情報でもあるので、万が一にも流出するようなことがあってはなりません。念のため患者の氏名や特定につながる情報をいっさい入れないようにして配慮して文面を作るなど、かなり慎重にやりとりをしており、神経を使います。

現状、地域スタッフとのコミュニケーションは、アナログな方法で行っていますが、当院では、以下の取り組みを進めています。

遠隔精神医療のインフラ開発

精神医療では患者と医師、そして地域スタッフという3者のコミュニケーションがどれだけ深く、効率良くできるかが生命線となります。当院で行っている診療モデルでも、このコミュニケーションを最重要視しているわけですが、そこには意外とアナログで、非効率な作業が生じています。

そこで、3者間の連絡と情報共有を効率化し、緊密化することで、より良い医療の提供を目指すためのツールとして専用のアプリ開発を進めています。日々当院で行っている診療を、可能な限りＩＴ化して効率化することを目指すアプリです。

具体的には、情報共有に同意した患者とその担当医に加え、デイケアや就労移行支援事業所の臨床心理士、精神福祉士などのスタッフ、訪問看護の看護師やヘルパー、薬剤師など、地域で精神医療を支える人たちがこのアプリを通してつながることを想定しています。

まずは、担当医と地域スタッフがチャットでつながる機能を実装する予定です。前述したとおり、地域スタッフにとっては医師に伝えたいことがあってもなかなかつかまらないというストレスがありますし、「今電話しても診察中だろうからあとにしよう」と思っているうちに忘れてしまうこともあります。医師にとっても診察中でもお構いなしにかかってくる問い合わせの電話で診察を中断させられるのは困るのですが、本当に緊急の要件だったらすぐにつないでほしいという気持ちもあり、ジレンマに悩まされています。

アプリのチャット機能では、重要度や緊急度、返信の要不要を事前に設定したうえで、メッセージを送ることができる想定をしているので、医師も地域スタッフもこうしたストレスから解放されます。また、十分なセキュリティー対策が行われたネットワークを介しているので、従来のメールのやりとりのような神経を使う必要もなくなります。

また、将来的には診察支援の機能も盛り込みたいと考えています。当院診療モデルでは再診の前に、患者に診察で相談したいことを再診票に記入してもらっていますが、これをアプリで入力できるようにするのです。

また、患者のなかには「診察で言われた生活上の注意を忘れてしまった」「先生の言っていることの意味がよく分からなかった」という人もいます。重要なことは担当医がアプリの掲示板上にアップできるので、診察後でも患者側で確認が可能になるという仕組みです。

こうした掲示板は、患者の同意があれば地域スタッフも確認できるので、より患者の状態を把握できますし、担当医に伝えたいことも空いた時間にチャットでパッと入力することができます。

患者に毎日、記入をお願いしている活動記録表についても、いずれはアプリで入力できるようなシステムも考えています。

患者の自殺念慮を食い止めるために

精神科医にとって最も恐ろしいのは患者の自殺企図であるということは、多くの医師が同意することだと思います。日中、医師の前に現れる患者は落ち着いていても、自宅で一人になるとその状態はガラリと変わることもあります。こうしたときに患者の心に湧いてくる自殺への衝動に対し、現状では医師にできることはほとんどありません。「いのちの電話」もつながらないことが多く、孤独な状況で患者の自殺念慮は高まっていくばかりです。

そこで、開発中のアプリには、夜間でも臨床心理士が24時間相談に乗ってくれる緊急チャット機能を実装する予定です。本来は、訪問看護に24時間電話を受け付けてくれるサービスがあるのですが、すべての患者が訪問看護のサービスを受けているわけではありません。訪問看護の利用の有無にかかわらず、本当に困ってしまったときに対応してくれる窓口があるのが理想です。

「もう消えてしまいたい……」、そんな気持ちで押しつぶされそうになったときに、その気持ちをチャットで伝えてもらうことで、臨床経験をもった臨床心理士が適切なアドバイスをします。このチャットは相互匿名という仕様を検討しています。そのような機能は、海外ではすでに商用サービスとして存在していますが、日本ではまだ実施しているところは少なく、世界的潮流から相当、遅れているのです。このような、ＩＴによるコミュニケーションを駆使した精神医療は、「遠隔精神医療」と呼称され、西欧諸国では爆発的に発展しています。

最初は一部機能に絞ったスモールスタートになると思いますが、1日も早くすべての機能を実装し、多くの精神科医や地域スタッフ、そしてなにより疾患に苦しむ多くの患者のよりどころとなるアプリに育てたいと願っています。

精神障害者からPSM（サイコソマティック・マイノリティ）へ

精神科ユーザーは「精神病患者」「精神障害者」などと呼ばれますが、私はこうした呼称に違和感を覚えます。精神疾患には、正常と異常を明確に分けるボーダーラインのようなものはなく、その境目は極めてあいまいだからです。

近年は発達障害に対する一般の理解が広がってきているのは周知のとおりです。発達障害は、ＡＤＨＤや自閉症スペクトラム障害などに分類されますが、私はいずれも「病気」ではなく「特性」だと考えています。

発達障害の特性をもった人たちは、集中するのが苦手だったり、時間を逆算できずに遅刻を繰り返したり、複数のタスクを同時進行させられないといった、さまざまな苦手分野があります。しかし、どんな人にも長所と短所があるのと同じで、発達障害の人も優れた得意分野をもち合わせているものです。

苦手なことだけをことさら強調されて社会的不適応のレッテルを貼られてしまうと、本人のショックや喪失感は大きく、社会的な差別にもつながってしまいます。

これはほかの精神疾患でも同じです。電車に乗るとパニック発作を起こす人はパニック障害と診断されますが、そこまではいかなくても立っていられなくなって座り込んでしまう人はいますし、途中で気分が悪くなって電車を降りる人、少し息苦しさを感じてしまうけれど、なんとか目的地の駅までたどり着ける人もいます。

要するに、発作による不適応が強い少数派の人たちをパニック障害と名づけて医療サポートの対象としているだけなのです。

精神疾患の患者は、多かれ少なかれ「スティグマ」に悩まされます。スティグマとは、もともとは奴隷や犯罪者の身体に刻印された「しるし」のことで、現代では、心身の障害や際立って目立つ個人の特徴、特定の人種・民族・宗教などの集団的特性など、望ましくないと見なされる特性に対する差別や偏見を意味する言葉として使われます。特に精神障害者は、そのレッテルだけでその人のすべてが異常であるかのような偏見をもたれがちで、本人や家族も大きなショックを受けたり、劣等感につながることもあるのです。

しかしすべての精神疾患は、特定の状況下での心身の反応が少数派であるだけなのです。精神疾患をもっているからといって、その人が頭からつま先まですべてが異常であるということにはなりません。

異常と正常という二元論ではなく、スペクトラムのなかの少数派であるという認識をもつことで、スティグマはかなり軽くなります。そこで私は、ＰＳＭ（Psychosomatic minority、サイコソマティック・マイノリティ）という呼び方を提唱しています。すべての精神疾患の患者は、ＰＳＭという少数派の人たちなのです。

これに似た考え方に、ＨＳＰ（Highly Sensitive Person、ハイリー・センシティブ・パーソン）という概念があります。非常に感受性が強く、敏感な気質をもった人という意味で、１９９６年にアメリカの心理学者エイレン・Ｎ・アーロンが提唱しました。視覚や聴覚に過剰に刺激を受けやすかったり、共感力が高過ぎて他者の苦しみや悲しみを自分のことのように感じて苦しんだり、あるいは添加物や着ている服の素材に反応したりと、敏感になる対象はさまざまあります。アーロンは全人口の５人に１人がなんらかのＨＳＰだと述べています。この概念が広まるにしたがって、私のクリニックでも「自分はＨＳＰではないか」と質問してくる患者が増えています。

私自身は、HSPはPSMの一部だと考えています。精神疾患の診断基準を満たさないけれど、社会のなかで生きづらさを感じている典型的な一群であるというわけです。PSMのなかにはおそらくHSP以外にも、さまざまなタイプがあるだろうと考えられます。

PSMの考え方は、患者の療養にも大きくプラスに働きます。例えば、臨床の現場でよく出会う典型的なパターンが、「自分は精神科なんて、一生縁がないと思っていた」という人たちです。こうした人たちは、精神科にかかるのは頭のおかしい人だと多数派の側から見下していたのに、突然自分が精神疾患になって異常の側に転げ落ちてしまった、なんということだ、と嘆き悲しむのですが、こうした考え方にとらわれていると、ただでさえ疾患で苦しむその患者は二重に苦しむことになります。

疾患に対する固定概念は、療養の妨げになります。人は異常と正常のいずれかに分類されるものではなく、さまざまな領域で一定の条件がそろうと少数派の反応を起こす人がいるだけです。それ以上でもそれ以下でもないことを理解してもらうだけで、スティグマが軽減し、療養に取り組みやすくなります。

少数派も多数派も、自分らしく生きられる社会へ

ＰＳＭの考え方は、雇用の面でも活かせると考えます。現状は、企業や自治体、官公庁にはそれぞれ障害者の法定雇用率が定められています。これは身体障害者と知的障害者に加え、精神障害者も対象になっています。

これは障害の有無に関係なく、誰もがその能力や意欲に応じた社会参加ができる社会の実現などを目指した制度ですが、現実には残念な状況が起こっているケースが多くあります。精神障害に限らず、すべての障害者は特定の機能や特定の状況下での心身の反応が少数派であるだけです。このため、少数派の人たちが苦手な分野や環境下で仕事をしなくて済むように配慮すれば、ほとんどは多数派の人と同様にその能力を発揮して社会や組織に貢献できます。

しかし、日本の社会、企業ではこうした理解が進んでいないため、少数派の人たちをわざわざ苦手な環境に置いてしまったり、苦手な仕事をさせてしまったりするケースは多く見られます。あるいは、どんな配慮をすればよいかが分からないために腫物をさわるよう

な対応になってしまい、その結果、ごく簡単な仕事を少しだけやってもらうだけ、というケースもよく見られます。本当は、少数派の人たちはもっと活躍できるし、貢献できるのに、それを活かす場が与えられていないのです。

最近では、多くの企業や組織などで、ダイバーシティ（多様性）＆インクルージョン（包含）の考え方を重視する動きが拡大しています。例えば、「日本人の中高年男性だけ」という同質性の高い組織より、いろいろな属性の人がいる組織のほうが多様なアイデアが出やすいでしょうし、透明性の高いコミュニケーションが必要になるので不祥事も減ります。属性やバックグラウンド、環境の違いをもつ人たちがお互いの違いを受け入れて、それぞれが活躍できる体制を整えることで、誰もが気持ち良く働けますし、生産性も向上します。

ダイバーシティの考え方は、主に女性や外国人、ＬＧＢＴＱの人たちに向けられることが多いようですが、ＰＳＭの人たちに対しても同様の考え方が拡大してほしいと思います。

ＰＳＭの人たちの独立開業を支援

とはいえ、人によっては既存の組織のなかよりも、一人で活動するほうが能力を発揮できることもあるでしょう。そこで、当院では併設しているカウンセリングオフィスの一事業として、患者の独立起業をサポートしています

すでに、私が診てきたパニック障害の患者で、ウェブデザイナーとして独立を果たした女性もいます。彼女はパニック障害を発症する前は企業のデザイナーとして勤務していましたが、組織の一員としての働き方よりも個人で活動するほうが心身の負担が少ないと考えたのです。そこで、あえて元職場への復帰や別の職場への就職の道は選ばず、フリーランスとして起業する道を選びました。少しずつではありますが、彼女の腕前を評価するクライアントが増えており、コロナ禍においてもビジネスは順調に推移しているようです。

また、当院では、ＰＳＭの人たちの独立開業を支援する事業として、プリザーブドフラワーの制作販売も行っています。カウンセラーでありデザイナーでもある女性スタッフが指揮を執り、彼女のデザイン案をもとに、制作を希望するＰＳＭの人たちに働いてもらっています。現段階では、ＰＳＭの人たちのリハビリや副業のような形ではありますが、いずれはここからプリザーブドフラワーの制作販売や講師として独立してくれる人が出ることを目指しています。

障害者か健常者か、ではなくマイノリティかマジョリティか、という考え方が社会に浸

透していけば、こうした障害者雇用の問題も風通しが良くなり、双方が共存できる社会につながっていくのではないでしょうか。私は今後も当院で行っている診療モデルの発信と啓蒙に加え、ＰＳＭの概念についても発信を続け、誰もが自分らしく生き、活躍できる社会の実現を目指し、できることを日々積み重ねていきたいと思っています。

おわりに

私が医師を志して医学部に入学したのは、29歳のときです。といっても、何年も大学浪人を繰り返していたわけではありません。

中学時代に不登校になり、高校を中退して家を飛び出したという経緯があったので、むしろ大学進学という道は眼中にありませんでした。19歳で親の庇護を離れてなんとか自活を始め、20代のほとんどを医療とは直接関係のない世界に身を置いていたのです。

結果的にずいぶんと回り道をしましたが、それは私自身がＰＳＭであり、多数派の人たちが選択するであろう一般的な進路を歩めなかったことに起因しています。

小学校の2年から4年までは父親の留学先のアメリカで過ごし、帰国して鳥取県に戻って以降は、地元の小学校に通いました。友達と外遊びをしているときに空に浮かぶ昼間の月が目に入ったりすると、「空に見えている天体と今自分が立っている天体の、どちらが月でどちらが地球なのだろうか」と真剣に考え始めるような子どもで、幼い頃から独特の精神世界のなかを生きてきたように思います。表面的にはなんの問題もない子どもに見えたでしょうが、内心では現実社会になじめていないような違和感をもち続けていました。

中学に進学すると、水泳部に入りました。新しい友達もできて、テストでも常にトップクラスの優等生でした。しかし、私のなかでは小学生時代に感じ始めていた違和感が、どんどん増幅して渦巻いていくような感覚を覚えていました。

中学2年になった頃、このまま高校、大学と進学して、どこかの会社に就職して、みんなと同じようなスーツを着て丸の内などにある企業に通う自分を想像したときに、とてつもない嫌悪感に襲われました。こんな社会はおかしい、大人は何か大事なことを隠しているのではないか、自分はこのままレールに乗るべきではないと考えるようになり、そこから不登校が始まりました。当時の自分にとっては学校に行くことこそが社会が敷いたレールに乗ることを象徴する行動であり、まずはそこから降りる必要があると考えたのです。

40年ほど昔のことですから、不登校に対する周囲の理解や許容はほとんどありませんでした。私自身も思春期の子どもですから、自分の心の状態を他人にうまく説明することができません。

精神科医だった父親は、手に負えなくなり、福岡にある児童精神科に私を連れて行きました。その診察がどんなものだったのか、今となってはまったく記憶にありません。ただ確かなことは、精神科医である父も、児童精神科の名医とされていた福岡の医師も、当時の私にとってなんの助けにもならなかったことです。実際にはしばらくして登校を再開しましたが、それは彼らの援助が奏功したのではなく、母親が私を心配するあまり円形脱毛症になってしまったのを見て、さすがにまずいと思ったからでした。

学校に行き始めてからも、定期テストを白紙で提出したり、突然脱兎のごとく教室から逃げ出すといった奇行を繰り返していました。担任もクラスメートも、この不思議な小椋少年にいったい何が起こっているのかまったく分からなかったでしょうし、おそらく頭がおかしいと思われていたでしょう。

それでも、勉強だけはできたので、高校は地元で一番の進学校を受験して、合格しました。自分で進路を決定すれば、レールに乗っていることにはならないだろうと一応の納得ができたからです。そのときは、京都大学に進学して数学者か哲学者になろうと考えていました。

高校に入学してからしばらくは登校しましたし、中学と同様に水泳部に入りました。しかし、進学校だっただけに周囲は品行方正で勉強熱心な生徒ばかりで、中学の頃から感じていた「レールに乗せられている」という感覚をいっそう強く覚えるようになってしまい、また登校しなくなり、結局、そのまま中退しました。

今、精神科医の立場から当時の小椋少年を観察すると、精神疾患の診断基準には該当しないと思われますが、ＡＲＭＳ（精神病発症危険状態）にあたり、統合失調症などの精神病に発展するリスクが高い精神状態であったと考えられます。自分自身の行動をコントロールできなくなったり、記憶が飛んでしまったりすることもありましたし、死んだほうがいいのかもしれないという考えがよぎることもしょっちゅうでした。とてつもなく困っていたことは確実で、メンタルのサポートを必要としている状態です。

これはまさに、心身の反応が大多数の人たちとは異なっている、本書でも解説してきたＰＳＭだったのだと思えます。当時の精神医療ではほとんどできることがなかったでしょうが、それでもセンスのある精神科医やカウンセラーに巡り会って、援助を受けることができれば、もう少し肩の力を抜いて生きられただろうと思います。

当時はそのような専門家に出会うことはなかったのですが、運良く、自分のメンタルをサポートする方法に偶然出会うことができたことで、ひどい生きづらさから解放されることができました。

それは、書店で偶然目にとまった前衛舞踊家の写真集でした。自分も同じように、踊ることで救われるかもしれないと感じた私は、親に「大学に行く」と嘘をついて家を飛び出し、上京したのです。

結局は前衛舞踊ではなく、クラシックバレエのスタジオに転がり込むことになったのですが、そこでバレエに打ち込んだことが、結果的に私が抱えていた精神的な問題の解決につながりました。バレエで養われる身体感覚で、自分を壊しかけていたエネルギーをコントロールするイメージを身につけることができたのです。この経験から、人間の身体について体系的に学びたいと考えた私は、今でいう〝アラサー〟の年代から医学部を目指すことになりました。

本書では、私が研修医時代にダンスムーブメントセラピーという心理療法に出会って傾倒したエピソードを紹介していますが、それも私自身が身体を動かすことで精神的な問題から解放された経験から、かつての私のような課題を抱えるＰＳＭの人たちの力になりたいと考えたことがきっかけでした。

ＰＳＭとして多数派になじめない暗黒の青春時代を送り、精神科医である父親からも、児童精神科の名医からも「助かった！」と感じられるような噛み合った対人援助を受けることはできませんでした。しかし、今となっては、精神科医として当事者に寄り添ううえでは大きな糧となっています。有効ではない対人援助を受けているときの感覚が分かるからです。目の前に医師がいても暗く、もやがかかったように遠くに感じられた、あの小椋少年の感覚です。そして今、初診で患者さんにお会いするとき、この方もきっと、そのもやの中にいるのだろうと想像できるのです。人生とは本当に、何が起こるか分からないものです。

私は、偶然にも訪れた書店で自らの生きづらさを解決するヒントに出会えたわけですが、ＰＳＭの人たちでこうした幸運に恵まれる人は多くはないでしょう。日本の精神医療には、助けを求めて精神科の門を叩く一人でも多くの人たちに、必要な援助を届けられる仕組みが必要です。私はそのために、当院で実践している診療モデルをデジタル化していくためのアプリ開発と、対人援助スキルの体系化に挑んでいます。非常に困難なチャレンジではありますが、ＰＳＭの人たちの生きづらさを軽減し、少数派か多数派かを問わず、すべての人が輝き活躍できる社会を実現するため、粘り強く取り組んでいくつもりでいます。

末筆となりますが、精神科医としての私に多くの機会と経験を与えてくださったすべての患者さまと、支えてくださるスタッフの皆さん、そして本書執筆にあたってお世話になったすべての方々に、この場を借りて心からのお礼を申し上げます。

小椋 哲

〈参考文献〉

※1　Rettew D. Psychiatry's med check: is 15 minutes enough? Psychology Today. November 10, 2015.

※2　H. Pols. (2006). The development of psychiatry in Indonesia: From colonial to modern times. International Review of Psychiatry, August 2006, 18(4), 363–370 13

※3　KC. Wei, C. Lee & KE. Wong. (2005). Community Psychiatry in Singapore: An Integration of Community Mental Health Services Towards Better Patient Care. Hong Kong J Psychiatry, 2005,Vol15, No.4, 132

※4　RingMD. (2017). 7 Avenues to Get Help In Singapore For Mental Health Issues, Retrieved August 1, 2020

※5　R. Yeo. (2019). Mental Health Issues: Subsidies Available And How To Navigate Through The Financial Costs, Retrieved August 1, 2020

〈著者プロフィール〉

精神科医

小椋 哲（おぐら さとる）

医療法人瑞枝会クリニック院長
1968年生まれ、鳥取県出身。
2005年熊本大学医学部医学科を卒業後、2007年東京大学医学部附属病院精神神経科に入局。東京都立松沢病院、東京大学医学部附属病院（助教)、宇治おうばく病院などの勤務を経て、2015年瑞枝カウンセリングオフィスを開所。瑞枝カウンセリングオフィスでの心理サービスを、精神科保険医療のなかでも展開するため、予約診療を自在に組み合わせた「瑞枝会モデル」を構築。その実践の場として、2016年瑞枝クリニックを開業し、2018年医療法人瑞枝会クリニックに改組。小学生時代に米国現地学校へ通い人種差別を経験。中学では不登校となり児童精神科を受診、高校では精神的危機に陥り中退するなど、精神科ユーザーとしての苦しみに共感できる素地がある。

本書についての
ご意見・ご感想はこちら

医師を疲弊させない！　精神医療革命

2021年8月26日　第１刷発行

著　者　　小椋 哲
発行人　　久保田貴幸

発行元　　株式会社 幻冬舎メディアコンサルティング
〒151-0051　東京都渋谷区千駄ヶ谷4-9-7
電話　03-5411-6440（編集）

発売元　　株式会社 幻冬舎
〒151-0051　東京都渋谷区千駄ヶ谷4-9-7
電話　03-5411-6222（営業）

印刷・製本　瞬報社写真印刷株式会社
装　丁　　上里くるみ

検印廃止

Printed in Japan
ISBN 978-4-344-93249-4 C0047
幻冬舎メディアコンサルティングＨＰ
http://www.gentosha-mc.com/